SUR

LA SCARLATINE

CHEZ LES FEMMES EN COUCHES

PAR

LE DOCTEUR HENRI LEGENDRE

ANCIEN INTERNE DES HÔPITAUX DE PARIS
MÉDAILLE DE BRONZE DE L'ASSISTANCE PUBLIQUE (EXTERNAT-INTERNAT)
MEMBRE DE LA SOCIÉTÉ ANATOMIQUE.

PARIS

ADRIEN DELAHAYE et EMILE LECROSNIER, ÉDITEURS

PLACE DE L'ÉCOLE-DE-MÉDECINE

1881

ÉTUDE

SUR

LA SCARLATINE

CHEZ LES FEMMES EN COUCHES

3236. — PARIS, IMPRIMERIE A. LAHURE

9, Rue de Fleurus, 9

ÉTUDE

SUR

LA SCARLATINE

CHEZ LES FEMMES EN COUCHES

PAR

LE DOCTEUR HENRI LEGENDRE

ANCIEN INTERNE DES HÔPITAUX DE PARIS
MÉDAILLE DE BRONZE DE L'ASSISTANCE PUBLIQUE (EXTERNAT-INTERNAT)
MEMBRE DE LA SOCIÉTÉ ANATOMIQUE.

————

PARIS

LIBRAIRIE ADRIEN DELAHAYE

PLACE DE L'ÉCOLE-DE-MÉDECINE

—

1881

ÉTUDE

LA SCARLATINE

CHEZ LES FEMMES EN COUCHES

INTRODUCTION

> « Une maladie générale peut ne révéler son existence
> que par un ou deux des symptômes qui la caractérisent
> ordinairement. »
> (GRAVES, *Scarlatine, Leçons de clinique médicale.*)

Nous avons eu l'occasion d'observer l'année dernière à
l'hôpital Lariboisière des éruptions différentes chez des
femmes qui venaient d'accoucher, et chez des nouveau-
nés, dans les premiers jours de leur existence ; parmi celles-
ci, nous remarquâmes deux exanthèmes scarlatiniformes ou
scarlatineux (la distinction ne nous semblait pas facile à
faire), qui se présentèrent l'un au commencement de l'année,
l'autre dans les derniers jours du mois de décembre, sans
avoir donné lieu à de la contagion dans la salle; ils furent
isolés et bénins, car les deux femmes qui les avaient con-
tractés, ne manifestèrent aucun accident puerpéral.

Notre excellent maître M. Siredey nous engagea à recueillir
ces faits, à les réunir à ceux qui avaient été déjà publiés sur

ce même sujet, pour distinguer nettement, s'il était possible, ce qui appartenait à la scarlatine, de ce qui lui était étranger.

La tâche était difficile : il fallait pouvoir comparer ces exanthèmes avec ceux de la scarlatine, mais les éléments nous manquaient, ces éruptions étant restées isolées, discrètes, bénignes ; à défaut de ce moyen, il eût été utile d'examiner, au point de vue des organismes qu'ils pouvaient contenir, les liquides physiologique et pathologique de ces malades, c'est-à-dire le sang, les lochies ; cette investigation n'avait pas été pratiquée pour la première femme, et les découvertes que l'on aurait faites chez la seconde n'auraient pas eu une grande valeur, tout contrôle faisant défaut.

Le hasard nous vint en aide et nous procura des matériaux précieux au moment où nous nous y attendions le moins : la malade que nous avions vue à la fin de l'année 1880, atteinte de l'éruption scarlatiniforme, venait à peine de quitter le service au commencement de février 1881, quand une accouchée récente présenta les mêmes phénomènes que la première, phénomènes simples d'abord comme éruption et comme angine, et se terminant peu de jours après par de l'albuminurie et de l'anasarque, c'était une scarlatine incontestable, méconnue dans les premiers temps ; chez une deuxième femme se développa la même succession de symptômes bizarres au début, se jugeant finalement par la démonstration de la nature scarlatineuse, puis une troisième, une quatrième et enfin une cinquième femme furent coup sur coup atteintes dans le même service ; c'était une épidémie de scarlatine qui frappait les accouchées. Au même moment, dans la ville, la scarlatine faisait son apparition, et on la constatait chez des jeunes femmes récemment accouchées, et partout elle se comportait favorablement et ne compliquait que peu l'état puerpéral ; les maîtres qui venaient de l'observer nous abandonnaient généreusement ces riches documents.

A la disette du début succéda donc l'abondance des matériaux, et c'est avec ces moyens d'étude nombreux et l'encouragement de ceux qui nous les avaient communiqués que nous pûmes entreprendre ce travail. Nous prions notre cher maître M. Siredey, qui nous l'a inspiré, et nous a aidé de ses précieux conseils, de recevoir, pour tout ce que nous lui devons, le témoignage de notre profonde reconnaissance.

Que M. Guéniot, qui a bien voulu nous fournir des documents et de très utiles indications, veuille bien agréer nos sincères remercîments ; nous les adressons aux jeunes maîtres et aux amis (ils se reconnaîtront aisément), qui ont contribué à l'achèvement de cette thèse.

Nous avons choisi à dessein comme titre de notre travail celui de *scarlatine chez les femmes en couches*, repoussant le nom de scarlatine puerpérale qui consacre une confusion et une erreur de doctrine ; nous trouvons dans le travail de M. Clintock[1] la justification de ce choix, on ne peut dire mieux : « on a appliqué à tort à la scarlatine se développant dans l'état puerpéral, la désignation de scarlatine puerpérale ; c'est là une faute manifeste de nomenclature. La scarlatine n'est pas une maladie qui appartienne à l'état puerpéral, ou qui en dépende en aucune façon ; c'est purement et simplement une maladie intercurrente, compliquant

1. *Union médicale*, 1866.

accidentellement les couches, et qui par conséquent ne mérite pas plus d'être appelée *scarlatine puerpérale*, qu'elle ne devrait être dénommée *scarlatine traumatique* si elle venait à attaquer un malade retenu au lit pour une plaie de tête ; de même que la coqueluche, si elle se manifestait chez une femme en couches, ne saurait être désignée sous le nom de *coqueluche puerpérale.* »

DIVISION DU SUJET.

On rencontre chez les femmes en couches, dans le cours de la première ou la deuxième semaine, des éruptions de formes et de nature très variées ; nous ne ferons que les énumérer brièvement, ce sont :

L'*herpès*, survenant aux lèvres, au nez, aux joues, aux paupières, à l'aréole des mamelons ; il se présente (Blain) dans les cas où il y a une faible dose de poison à éliminer, c'est un émonctoire peu actif.

Les *pseudo-érysipèles*, par plaques limitées, ambulants, et survenant dans les cas graves généralement.

Les *sudamina*, les *hydroa*, reliés aux éruptions scarlatineuses ou aux éruptions septicémiques.

La *roséole*, éruption éphémère, liée à la transpiration exagérée.

L'*éruption phlycténoïde* (Puzos, Tarnier, Guéniot), se développant dans diverses régions du corps, et souvent aux mains et aux doigts.

Nous en trouvons un cas intéressant, résumé, dû au docteur Pippingskald, à l'hôpital d'Helsingfors [1] :

1. Thèse de Blain, 1873.

Une paysanne, accouchée après version préalable, le 5 août, est prise de fièvre, au milieu du 1ᵉʳ septénaire ; les lochies deviennent fétides, et il se forme, sur diverses parties du corps, des bulles grosses comme une noisette, et remplies d'un liquide séro-purulent, avec diarrhée abondante et dépression des forces. Il se forme bientôt des abcès dans le tissu cellulaire sous-cutané, en général symétriques sur les membres. L'incision donne issue à du pus séreux et à des débris de tissu cellulaire. Le dernier abcès fut ouvert le 3 septembre. Les frissons avaient été fréquents ; elle sort guérie le 25 septembre. Pendant ce temps, toutes les accouchées se portaient à merveille.

L'*ecthyma*, le *pemphigus*, M. Danlos en rapporte un exemple dans sa thèse[1] :

Nous avons observé pendant deux années consécutives, d'abord à Lariboisière, puis l'année suivante à Saint-Louis, une jeune femme qui n'avait antérieurement jamais eu de maladies de la peau, et qui fut deux fois atteinte de pemphigus : une première fois pendant l'état puerpéral, deux jours après l'accouchement ; une deuxième, un an après, au deuxième mois de la grossesse. La première atteinte fut légère et ne dura que quelques jours. La deuxième fut plus rebelle. La malade passa d'abord deux mois chez M. Hillairet, puis deux autres dans le service de M. Lailler ; à la sortie de l'hôpital elle était enceinte de 6 mois et momentanément guérie. Nous ne l'avons pas revue depuis.

Enfin les *exanthèmes scarlatiniformes*, et la *miliaire*, que M. Guéniot propose de réunir sous la dénomination de scarlatinoïde puerpérale.

1. Danlos, thèse 1874.

Des *érythèmes* dus à l'infection puerpérale, et les *fièvres éruptives*, la scarlatine tout particulièrement.

Nous ne retiendrons que ces trois dernières éruptions ; les deux premières seront étudiées, assez brièvement du reste, mais avec les détails nécessaires pour exposer clairement ce que nous devrons comprendre sous le nom de scarlatine des femmes en couches.

Dans un *premier chapitre*, nous ferons l'historique de la scarlatine et des éruptions ou miliaire dans l'état puerpéral.

Le *deuxième* comprendra la description de la scarlatinoïde telle qu'elle est indiquée par M. Guéniot.

Le *troisième* sera consacré à la scarlatine.

Dans le *quatrième* nous rangerons les éruptions septicémiques.

Enfin nous tirerons nos conclusions, et grouperons à la fin toutes nos observations.

CHAPITRE PREMIER

HISTORIQUE

L'obscurité la plus grande régna longtemps sur la nature des épidémies auxquelles succombèrent les femmes en couches ; les descriptions que nous ont laissées les auteurs du dix-huitième siècle reflètent la terreur qu'elles inspiraient dans les localités où sévissait le mal ; ils n'ont pas d'expressions assez énergiques pour le caractériser : c'est un *fléau*, une *tyrannie*, une *hydre*, etc. D'après Briende, médecin de la Haute Auvergne, « une épidémie de miliaire sévit avec tant de rigueur, parmi les accouchées du Vallon de la Jordane, que l'on vit les jeunes filles de cette localité fuir le mariage et renoncer ainsi volontairement aux douceurs de la maternité[1]. » A Vienne, Leipsick, Augsbourg, Nuremberg, Francfort, Berne, Schaffouse, Turin, Nice, la même consternation est signalée vers le milieu du dix-huitième siècle, l'épidémie meurtrière atteignant la plupart des nouvelles accouchées : la fièvre miliaire semble seule en cause, mais il est probable que dans les éruptions qui l'accompagnaient, la scarlatine, restée méconnue, trouverait facilement sa place.

Nous passerons rapidement sur cette période qui reste

1. Thèse de Guéniot. Paris, 1862.

confuse, en nous contentant de citer les principaux noms qui se rattachent à la question qui nous occupe : les accoucheurs sont d'abord des partisans convaincus de l'essentialité de la miliaire ; en France, Levret, Puzos, Lemoine, Raulin lui donnent une place très importante dans la pathologie puerpérale ; c'est Gastellier, le vainqueur de la lutte à laquelle la Faculté de médecine de Paris avait convié les médecins français, en 1778, qui le premier, dans son mémoire démontra que la miliaire n'était qu'une affection secondaire, dépourvue de toute individualité, atteignant principalement les femmes en couches ; il n'était pas encore fait mention de la scarlatine compliquant l'état puerpéral. Malfatti, en 1799 [1], relate pour la première fois une épidémie de scarlatine survenue à Vienne à la Maternité, et dans la ville chez les nouvelles accouchées ; les faits qu'il cite en détail ne peuvent laisser aucun doute sur la nature de l'exanthème.

Puis Senn [2], dans sa thèse inaugurale passée à Paris en 1825, décrit une épidémie importante de scarlatine dont il fut témoin à la Maternité où il était interne ; là les femmes accouchées ne furent pas seules atteintes, mais des sages-femmes et des enfants vivant dans le même milieu furent également frappés ; remarquons, en passant, que la contagion est ici incontestable.

Dance [3], dans les *Archives de médecine*, publia un remarquable mémoire, pour préconiser l'emploi des saignées dans le cours de la scarlatine, et parmi les nombreuses observations qu'il reproduit, nous trouvons quatre faits se rappor-

1. *Hufeland's Journal*, t. XII.
2. *Essai sur la scarlatine puerpérale*, 1825.
3. *Archives de médecine*, t. XXIII, 1ʳᵉ série.

tant à l'apparition de cet exanthème chez des femmes en état puerpéral, et la contagion semble s'être faite chez elles par des malades provenant de la Maternité, où sévissait l'épidémie que Senn étudiait en ce moment. Nous aurons du reste l'occasion de mentionner encore ce travail.

En Angleterre, la scarlatine des femmes en couches est également étudiée et séparée de la fièvre puerpérale ; Brown et Denham (1862) donnent des relations d'épidémie observée en ville et à la Maternité de Dublin, et les cas qu'ils publient sont très exactement distingués des autres affections survenues après l'accouchement.

Mais en Allemagne, la scarlatine de l'état puerpéral est sévèrement contestée, elle est considérée comme rare, et les épidémies, antérieurement publiées, sont regardées comme des manifestations de la fièvre puerpérale et l'indice d'une infection de l'économie. Helm (1840)[1] se fait le promoteur de ces idées, mais les raisons qu'il donne pour appuyer son opinion sont sujettes à contestation. Retzius, de son côté[2], défend la même thèse, mais, on peut le dire, avec le même insuccès, car, au moment de conclure, il est obligé de convenir que l'épidémie qu'il a eue sous les yeux s'est manifestée sous une forme inconnue jusque-là, et pour laquelle il propose alors une dénomination nouvelle.

En 1862 paraît la thèse de M. Guéniot, sur la *Scarlatinoïde puerpérale*, travail très important auquel nous avons fait et nous ferons de nombreux emprunts, on y trouve un savant et intéressant historique de la question ; l'auteur à côté

---

1 *Die puerpueral Krankkeiten.* Zurich, 1840.
2. *Archives de médecine,* t. I, 1863.

de la scarlatine normale survenant dans les maternités, réu-
nit sous le nom cité plus haut la miliaire commune des
accouchées et les érythèmes frustes scarlatineux, bien différents selon lui de la fièvre éruptive ordinaire. Après un
long exposé de ce nouvel exanthème, appuyé de cinq observations, la plupart personnelles, et que malgré l'autorité du
nom de l'observateur, nous ne trouvons pas, nous l'avouons,
absolument irréfutables, M. Guéniot établit un parallèle entre
les deux éruptions, et ne met ainsi en relief que l'identité de
ces deux manifestations, dont l'une n'est en réalité que l'atténuation de l'autre : le tableau est presque le même, la
nuance seule est différente. La scarlatine, croyons-nous, doit
rester une, malgré les diverses formes qu'elle affecte, elle
ne doit pas plus être assimilée à la fièvre puerpérale, qu'elle
complique parfois tout en conservant sa nature, qu'elle ne
doit être dédoublée (scarlatine, scarlatinoïde).

M. Clintock, dans le journal de médecine de Dublin[1], décrit une épidémie de scarlatine dont il a été témoin à la
Maternité de cette ville; il sépare sans scrupules l'infection
puerpérale de la scarlatine qui se manifeste chez les femmes
après leur accouchement, ce sont pour lui deux affections
dissemblables, pouvant coexister, mais d'essence différente,
et ses remarques sont appuyées sur les faits qu'il a observés
dans son service d'accouchement, et chez les malades de la
ville qu'il a vues en consultation avec ses confrères, ou dont
ceux-ci lui ont fait la narration.

En 1867, M. Hervieux[2] répond, dans un important article,

____

1. *Union médicale,* 6 et 11 octobre 1866.
2. *Union médicale,* 1867.

au travail publié par le médecin anglais l'année précédente,
et traduit dans l'*Union médicale ;* il est de son avis sur un
point important : c'est que la scarlatine survient chez les
femmes en couches, qu'elle affecte une allure un peu différente de celle qui éclate en dehors de l'état puerpéral ; elle
n'a rien de commun avec la fièvre puerpérale et doit en être
rigoureusement distinguée ; mais les femmes nouvellement
accouchées qui ont contracté cette fièvre éruptive sont exposées
comme les autres aux accidents péritonitiques ou métro-
péritonitiques, ce sont alors de véritables complications de
l'exanthème au même titre que la néphrite, que le rhumatisme qui en viennent entraver la marche ; mais il se sépare
de M. Clintock en ce que celui-ci a considéré la scarlatine
de l'état puerpéral comme une manifestation cutanée grave,
entraînant souvent la mort des femmes infectées ; M. Hervieux porte un pronostic beaucoup plus favorable, et il cite
à l'appui de son opinion sept observations prises dans son
service de la Maternité et qui se sont toutes terminées par la
guérison, c'était pendant l'épidémie de 1861-1862 ; de l'a-
nalyse de ces faits il résulte cette donnée, que les symptômes
que l'on retrouve le plus souvent dans la scarlatine, étaient
très atténués, tels que l'angine, qui a toujours été bénigne,
et l'éruption qui fut peu étendue, et épargna le plus souvent
la face et les extrémités.

M. Hervieux recherche, en commençant cette étude, les
documents publiés et ayant trait à cette question, il cite les
auteurs antérieurs au travail de M. Guéniot, il reproduit du
reste en partie les considérations historiques que contient cette
thèse, nous n'y reviendrons pas.

Dans ses *Leçons sur la scarlatine,* Trousseau signale le

danger que présente l'association de cette fièvre éruptive à l'état puerpéral, il cite longuement l'observation d'une femme récemment accouchée et qui en fut atteinte dans son service, et il décrit ensuite les faits qu'il eut l'occasion d'observer dans une commune située aux environs de Blois ; mais nous devons faire remarquer qu'il fut témoin d'une véritable épidémie de scarlatines graves, sévissant surtout chez les femmes en couches, au moment où de sérieuses épidémies et des épizooties régnaient dans l'ancienne Sologne ; il n'est donc pas étonnant que son jugement se soit ressenti de ces impressions, et qu'il ait considéré la scarlatine de l'accouchée comme une complication presque aussi grave que la fièvre puerpérale.

Dans les bulletins de la Sociéte médicale des hôpitaux de 1870[1], M. Besnier fait mention de l'apparition de la scarlatine dans certains services d'accouchements, et il constate qu'elle est en rapport avec l'épidémie qui règne dans la ville à cette époque ; elle a occasionné deux décès à Saint-Louis et à la Pitié, et s'est terminée favorablement dans deux cas à la Maternité et aux Cliniques. A l'hôpital Saint-Antoine, M. Lorain en a observé trois cas, dans lesquels il a été frappé du peu d'intensité de l'éruption, de la faiblesse de la fièvre et de l'angine ; il en conclut que si on compare ces faits (2 morts sur 3) à ceux qu'a exposés M. Guéniot, on voit combien les épidémies diffèrent l'une de l'autre ; il considère donc cette scarlatine miliaire comme une des plus meurtrières épidémies qui peuvent atteindre les femmes en couches.

---

1. *Rapport sur les maladies régnantes.*

M. Besnier déduit de cet exposé que la bénignité de la scarlatine chez les femmes en couches n'est pas la règle, comme on a pu le croire, et qu'il faut de plus lui considérer un caractère épidémique que les relations de l'année présente consacrent pleinement.

Cette question ne pouvait pas laisser indifférents les auteurs anglais qui ont plus d'occasions que nous d'étudier la scarlatine ; en effet la Société obstétricale de Londres mit cette discussion à son ordre du jour en 1875 ; on y vit émettre des opinions étranges et contradictoires, sur les rapports de la fièvre puerpérale et de la fièvre scarlatine, on alla jusqu'à soutenir l'idée que les accidents puerpéraux n'étaient autres que le typhus, la fièvre typhoïde, la variole, la rougeole, la diphthérie modifiés par cette infection spéciale ; il nous suffit de signaler ces théories, sans y insister davantage.

En Allemagne, A. Martin et Olshausen[1] s'étonnèrent de cette fréquence de la scarlatine puerpérale chez les Anglais, et mirent en doute la rigueur d'observation de leurs confrères d'outre-Manche ; ils établirent par des statistiques que la scarlatine est en réalité peu fréquente dans l'état puerpéral. Nous ne ferons du reste allusion qu'au travail du second auteur qui est beaucoup plus complet. Olshausen est aussi de cet avis que la fièvre puerpérale et la scarlatine sont deux affections bien distinctes, ayant chacune leur symptomatologie, leur marche caractéristique ; il combat énergiquement l'opinion des auteurs qui pensent que cette scarlatine puerpérale n'est qu'une maladie infectieuse qui, sous l'aspect de la scarlatine, est identique à la fièvre puerpérale ou en est très

1. *Revue d'Hayem*, t. IX, critique du docteur Porak, 1876.

voisine, il repousse non moins vivement l'hypothèse des
accoucheurs qui regardent certaines formes de la fièvre
puerpérale comme des scarlatines frustes, sans éruption. Il
décrit alors longuement l'éruption, son mode d'apparition,
sa plus grande fréquence chez les primipares, et enfin les
complications qui peuvent survenir pendant son évolution.
Ce travail très sérieux repose sur 141 observations.

En 1877, M. Colson présenta à la Société clinique [1] deux
observations de scarlatine puerpérale, très nettes, citées
souvent depuis, et que nous reproduirons à la fin de ce travail ; les réflexions qu'il y ajouta donnèrent naissance à une
discussion intéressante sur la nature de cet exanthème, discussion à laquelle le professeur Peter et M. Polaillon prirent
part.

M. Polaillon rappela que les éruptions scarlatiniformes
pouvaient dans certains cas se présenter avec un aspect
rubéolique, il ne faut pas les confondre avec la rougeole
véritable ; de même, il établit une distinction marquée entre
la scarlatinoïde telle que l'a comprise M. Guéniot, et la
scarlatine régulière avec angine et desquamation caractéristiques.

M. Peter s'éleva aussi dans cette séance contre l'assimila-
tion que l'on a pu faire entre ces éruptions et la scarlatine :
un état aigu, une pyrexie, dit-il, ne peut pas se greffer sur
une autre pyrexie : *non bis in idem*, un typhique placé
dans une salle de varioleux ne prendra pas la variole, et
vice versa [2].

1. Société clinique, séance du 7 mars 1877.
2. Les observations que cite le docteur Bez, dans sa thèse, sont en contra-
diction avec cette opinion.

La femme récemment accouchée, ajoute-t-il, peut être atteinte de scarlatine, mais si elle est sous le coup de l'infection puerpérale, elle ne pourra contracter cette fièvre éruptive. D'où deux modalités cliniques différentes :

1° *Scarlatines vraies*, chez les femmes en couches, indemnes de toute infection puerpérale.

2° *Scarlatines fausses* (pseudo-scarlatines, éruptions scarlatiniformes), chez les femmes en couches, bien et dûment atteintes de puerpérisme infectieux.

Sous l'inspiration de M. Polaillon, la même année (1877), M. Lesage étudia la scarlatine des femmes en couches et en fit le sujet de sa thèse, se basant sur ce qu'il avait vu dans le service de la maternité de Cochin, et sur les observations intéressantes de M. Colson ; il reprit la question très consciencieusement, et, après une judicieuse critique des travaux de ses devanciers, il en arriva à des conclusions fort nettes : pour lui, le doute ne doit pas exister, la scarlatine est fréquente chez la femme, peu de jours après son accouchement, elle coexiste avec les accidents puerpéraux, mais elle suit son évolution particulière, et n'est pas de même nature que ceux-ci ; elle peut être atténuée et revêtir des formes anormales, mais on arrive à la reconnaître en recherchant avec soin les manifestations même légères qu'elle a déterminées. Il repousse complètement l'hypothèse d'une fièvre puerpérale qui serait accompagnée d'un exanthème de nature analogue à la scarlatine, et il suppose que les faits publiés de scarlatinoïde ne sont que des scarlatines vraies, bénignes.

Nous avons consulté avec intérêt cette thèse, qui contient des documents importants, dignes d'être cités.

Le professeur Lorain, dans ses *Études de médecine clinique,* reprend la question de la miliaire puerpérale, question qu'il avait déjà envisagée à la Société médicale des hôpitaux ; il lui conserve le nom de miliaire, et il se refuse à en faire une scarlatine, car « aucun des enfants n'a présenté trace d'une éruption ; » il n'a pas eu de contagion à noter parmi les malades de sa salle ; il repousse également l'idée de miliaire sudorale, car dans la plupart des cas qu'il a observés, il n'y avait pas eu de sueurs exagérées ; il conclut que cela forme une constitution médicale spéciale. Mais parmi les observations qu'il cite dans son ouvrage, il en est une, que nous reproduisons à la fin de notre thèse (obs. XIX), et dont la lecture attentive nous conduit à un résultat différent de celui qu'annonce l'auteur ; nous y trouvons, en effet, les symptômes principaux qui accompagnent la scarlatine, et nous admettons difficilement que dans les cas de ce genre on se refuse à reconnaître l'identité de la fièvre éruptive, parce que l'évolution n'a pas été absolument régulière, et qu'il n'y a pas eu de contagion à observer dans la salle.

Notons encore l'opinion du professeur Kaposi, de Vienne[1], sur ce point de pathologie : il distingue la scarlatine des femmes en couches (*scarlatina in puerperâ*) de la *scarlatina puerperalis ;* celle-ci serait toujours mortelle, comme l'avait dit Helm, en 1857 ; il décrit alors la scarlatine puerpérale comme éruption scarlatiniforme, diffuse, se développant sur la surface abdominale, très fréquemment accompagnée de nombreuses vésicules miliaires ; mais il note, la plupart du temps, des complications du côté de l'utérus, ou du péritoine, un état typhoïde et un écoulement lochial

1. *Annales de Dermatologie,* 1879.

fétide. Cette éruption, septicémique, est donc l'expression d'une métrite, ou phlébite utérine, elle est d'origine pyémique, et est facile à distinguer, par les caractères qu'il a donnés, de la scarlatine franche. La terminaison est presque toujours fatale.

Dans le dernier volume, récemment paru, du traité de Hardy et Béhier, le professeur Hardy reconnaît la légitimité de la miliaire puerpérale : c'est une affection à part, dit-il, et non un symptôme d'une fièvre maligne survenue dans l'état puerpéral ; il établit un diagnostic important entre elle et la scarlatine, et adopte la plupart des idées de M. Guéniot.

Nous arrivons, en terminant, à citer un travail récent et complet sur la pathologie de l'état puerpéral, c'est la thèse du docteur Raymond[1] ; il étudie l'allure de la scarlatine survenant après les couches, et fait observer qu'elle est différente de la fièvre éruptive qui se développe en dehors de tout état de puerpéralité, et pourtant, personne, ajoute-t-il, n'a jamais songé à mettre en doute, un seul instant, l'identité absolue de la scarlatine puerpérale et non-puerpérale. Il conclut en disant qu'il est probable que la scarlatinoïde puerpérale doit être rangée parmi les cas bénins de la scarlatine ordinaire. « Quelle que soit la porte d'entrée du poison scarlatineux, il produit toujours les mêmes accidents chez l'individu qu'il infecte ; l'exanthème cutané est le résultat de l'infection et ne la précède pas, toujours il se présente avec les mêmes caractères ; or, si le poison était inoculé par les solutions de continuité échelonnées le long

____

1. *De la puerpéralité*, thèse 1880.

de l'appareil génital, il n'est pas douteux, un seul instant,
que la scarlatine évolue comme sur une autre malade chez
laquelle elle aurait pénétré par une autre voie. »

Nous avons reproduit les opinions empruntées à tous ces
auteurs, sans les discuter la plupart du temps, nous réser-
vant le soin, pour éviter des redites, de le faire en exposant
la description de la scarlatine dans l'état puerpéral.

CHAPITRE II

SCARLATINOÏDE PUERPÉRALE

C'est M. Guéniot, qui, comme nous l'avons dit, a donné le premier ce nom à l'exanthème survenant chez les jeunes femmes dans la première semaine qui suit l'accouchement, et qui se traduit par un erythème assez analogue à l'éruption de la scarlatine, coïncidant avec une poussée de vésicules, une apparition de miliaire, pour mieux dire; après lui, la plupart des accoucheurs admirent la légitimité de cette description, et, en Angleterre comme en France, les observateurs firent paraître d'assez nombreux faits confirmant l'existence de cette scarlatinoïde dans l'état puerpéral : nous citerons M. Lorain, dans son traité de la température du corps humain; M. Cl. Aulas[1], ancien interne de Lyon; M. J. Lucas-Championnière[2] qui, dans un article récent paru dans son journal, a apporté le témoignage de son observation et de son expérience à l'appui des idées de M. Guéniot, en les modifiant cependant sur quelques points; dans le même journal, de l'année dernière, un correspondant d'Orsennes (Indre), le Dr Evrard, a voulu intervenir dans la question, mais nous croyons pouvoir ne pas tenir compte des observations qu'il publie, car la fièvre intermittente régnait dans

1. Thèse de Paris, 1878.
2. *Journal de médecine et de chirurgie pratiques,* mai 1879.

la localité, et si elle n'a pas provoqué ces éruptions de miliaire, elle leur a certainement laissé une empreinte notable.

Voyons comment se développe la maladie.

Le plus ordinairement, elle ne se manifeste qu'après l'accouchement, la femme qui ne ressentait aucune douleur, aucun malaise, est prise de fièvre, quelquefois même de frisson, la température augmente, la peau devient chaude, le pouls bat de 100 à 110, 120 pulsations, la face se congestionne, il y a du malaise, de l'inappétence, de la diarrhée, de l'insomnie. Tel est le début; la plupart du temps, il n'offre rien d'alarmant, mais il éveille l'attention du médecin qui ne sait encore quelle complication va se produire. Pendant ce temps, pas de modifications du côté des fonctions maternelles : la secrétion lactée augmente, les lochies sont abondantes.

Après quelques heures, en examinant bien la malade, on voit apparaître, à la poitrine ou sur les avant-bras, une légère rougeur pointillée, s'effaçant sous le doigt; elle est quelquefois fugace et peut disparaître pour se reproduire quelques jours après, mais le plus souvent elle persiste, c'est une véritable éruption scarlatineuse, granitée, de coloration cependant moins foncée; elle s'étend et peut envahir rapidement tout le corps, gagnant « aussi bien les régions où la peau est plus ferme et plus épaisse que celles où cette membrane est fine et délicate » ; mais presque toujours le visage, les mains et les pieds restent intacts.

Pendant que l'éruption gagne ainsi en étendue, l'état général reste le même, ou s'accentue, la fièvre est élevée et les troubles digestifs sont assez marqués; d'un autre côté le lait perd de son abondance et les seins se flétrissent,

pendant que l'écoulement lochial augmente; c'est alors
(c'est-à-dire vers le quatrième, le cinquième ou le sixième
jour) qu'apparaît l'angine, pharyngite légère, déterminant
de la gêne à la déglutition, mais peu de douleurs; ce n'est
véritablement qu'une éruption atténuée de la muqueuse,
sans exsudat, sans fausse membrane, sans gonflement du
tissu sous-muqueux, ni des régions voisines; M. Guéniot,
comme nous le verrons, insiste beaucoup sur la bénignité
de ce mal de gorge. Il faut ajouter à ces signes, les troubles
que la malade peut éprouver du côté de l'abdomen, mais qui
appartenant à l'état puerpéral, n'ont rien de commun avec
notre exanthème. Après des fourmillements, ou mieux des
picotements dans les régions envahies par l'éruption, on voit
apparaître une multitude de petites vésicules de la dimension
d'une tête d'épingle, quelquefois plus grosses, qui pâlissent,
perdent pour quelques-unes leur aspect nacré et deviennent
alors louches; elles ont passé à l'état de pustules sur quelques
points, et mettront alors plus de temps à disparaître : c'est
la miliaire surajoutée à l'exanthème scarlatiniforme; disons
que les muqueuses qui avaient été atteintes par l'efflorescence primitive peuvent également devenir le siège de
l'éruption vésiculeuse.

La peau se couvre alors d'une légère transpiration, la
fièvre tombe (le pouls et la température le dénotent), le mal
de gorge disparaît, et il ne reste plus que des traces de l'é-
ruption première, avec les sudamina qui accompagnent si
souvent les phénomènes critiques de l'état fébrile.

Dans certains cas, avec la diarrhée qui est constante, on
peut rencontrer de l'albuminurie (ce phénomène est noté une
fois dans les observations de M. Guéniot); il en est de même

de la desquamation, elle peut être peu appréciable ou même ne pas avoir lieu, mais quand l'éruption a été étendue, confluente, elle se produit, de deux façons : en cercles épidermiques autour des vésicules, ou vésico-pustules, ou bien en lamelles, en lambeaux d'épiderme « assez larges pour simuler la desquamation de la scarlatine; il est vraisemblable qu'elle peut se renouveler comme dans cette dernière maladie. »

Telle est la marche de la scarlatinoïde quand elle se termine favorablement, comme c'est dans la majeure partie des cas; mais si l'issue est funeste, on voit les phénomènes fébriles et inflammatoires s'aggraver, l'éruption même prend une teinte sombre et la mort survient avant la période de desquamation; cette évolution rentre dans le domaine de l'infection puerpérale, et le mélange d'exanthème et de miliaire dans la classe des éruptions septicémiques; c'est ce que nous essayerons d'établir.

M. Guéniot reconnaît donc à la scarlatinoïde quatre périodes :

1° L'une d'*invasion*, courte, durant de deux à quinze ou dix-huit heures environ;

2° Une période d'*éruption*, commençant avec l'exanthème, et finissant à l'apparition de la miliaire, elle comprend l'angine;

3° Une période de *transformation*, dans laquelle il y a fusion de l'exanthème primitif et de l'exanthème secondaire (miliaire);

4° Une période de *desquamation*, ou d'extinction, qui termine la maladie; l'auteur y fait rentrer l'éruption des sudamina et des hydroa.

M. Lucas-Championnière ajoute à cette description quelques symptômes qu'il a observés dans l'*épidémie* qu'il a pu étudier dans son service de l'hôpital Cochin, et dans celui de M. Tarnier à la Maternité : l'état général des malades a été souvent grave et même menaçant, dit-il, elles arrivaient à un état de prostration, d'anémie profonde et croissante qui faisait craindre la tuberculisation ; mais il put, à l'aide des toniques et des stimulants, rétablir ses malades, sans avoir de décès à déplorer ; il insiste encore sur la marche de l'érythème à répétition qui a pu se reproduire, comme dans l'observation qu'il publie, jusqu'à sept fois, ces différentes poussées étant chaque fois accompagnées de malaises, de recrudescence de la fièvre, et enfin de desquamation par plaques et par écailles.

L'auteur se demande enfin quelle est la nature de la maladie? Il conclut en disant « qu'il s'agit d'une entité morbide, d'une maladie spéciale qui a son évolution propre, indépendante des complications infectieuses de la fièvre puerpérale, ressemblant aux fièvres éruptives, mais n'étant identique avec aucune d'elles. »

Cette interprétation est loin de satisfaire l'esprit, et comme M. Lucas-Championnière le dit au début de son article, l'éruption scarlatiniforme des femmes en couches est une maladie mal déterminée, et sur laquelle les auteurs sont loin d'être d'accord ; ce qui accentue ce désaccord, c'est que les accoucheurs qui ont eu la bonne fortune d'en observer des exemples, se sont toujours plus préoccupés du milieu dans lequel se développaient ces exanthèmes, que de l'aspect même que présentaient ces éruptions et des phénomènes qui les accompagnaient ; tantôt, c'était l'intensité d'une

épidémie de fièvre puerpérale qui, entraînant l'esprit dans
cette voie, ne faisait voir dans toutes ces manifestations
cutanées, que le même produit plus ou moins déguisé de
ce germe inconnu qui infestait l'économie ; tantôt, par l'effet
d'une imagination plus vive, l'influence de la scarlatine,
qui était aux portes de la Maternité, ne pouvant être contestée, on admettait que le poison infectieux qui déterminait
les accidents puerpéraux, c'était la scarlatine, mais comme
on n'en retrouvait plus les principaux symptômes, on éludait
la difficulté en disant qu'« un grand nombre de formes de
fièvre puerpérale n'étaient que des scarlatines déguisées[1]. »

M. Guéniot et M. Lucas-Championnière qui, eux, ont bien
étudié les faits dont ils ont été témoins, disent que la marche
de cette scarlatinoïde ressemble beaucoup à celle des fièvres
éruptives, qu'elles offrent entre elles des points de contact
remarquables, mais que, malgré cela, la nature est différente ; nous croyons que c'est sur ce terrain que doit être
portée l'étude en question, et qu'il faut rechercher si les
symptômes de ces deux exanthèmes, dits différents (scarlatinoïde, scarlatine), ne sont pas tellement semblables, tellement identiques qu'on ne puisse les amalgamer, les unir
définitivement, ce qui serait un bénéfice pour la nomenclature.

1. Discussion de la Société obstétricale de Londres, 1875.

CHAPITRE III

A l'inverse des autres fièvres éruptives, variole et rougeole (Raymond) [1], la scarlatine se développe fréquemment dans l'état puerpéral; elle peut apparaître pendant la grossesse (rare), et dans ce cas elle prédispose la femme à l'avortement; mais le plus fréquemment c'est pendant les suites de couches qu'elle prend naissance, et à une époque très rapprochée de l'accouchement; la fièvre évolue normalement ou présente dès le début des caractères graves, comme nous le verrons, mais jamais elle n'est rendue méconnaissable par l'état puerpéral.

Nous avons deux formes à observer :

1° La scarlatine est régulière et n'a (il sera plus exact de dire : ne semble avoir) aucune influence sur l'état puerpéral, en ce sens qu'elle suit ses périodes comme sur un sujet simple.

2° La scarlatine est anormale, elle se présente avec des symptômes qui font douter de son existence à une période quelconque de son évolution, mais les déterminations ultérieures la font reconnaître d'une manière certaine.

---

1. Thèse d'agrégation.

Dans l'un et l'autre cas, nous devons être catégorique à ce sujet, les accidents puerpéraux peuvent éclater, mettre les jours de la femme en danger et déterminer même la mort, mais les symptômes scarlatineux (à moins que la septicémie ne soit suraiguë et n'enlève l'accouchée en quelques heures), se développeront de leur côté, se manifesteront d'une façon palpable, si on les recherche chaque jour consciencieusement ; la scarlatine en un mot sera tronquée, mutilée, mais elle restera une, identique à elle-même.

1° Pour ce qui regarde le premier cas, c'est-à-dire la scarlatine régulière, nous serons très bref ; il ne doit évidemment pas entrer dans notre sujet d'entreprendre cette description du moment où l'état puerpéral ne lui soustrait aucun de ses caractères, lui laisse tout son cachet, ce serait en même temps audacieux et superflu. L'étude en est du reste bien connue, et son existence ne fait pas même question pour la plupart des auteurs ; il suffira donc de se reporter aux descriptions si précises que nous ont laissées les médecins du commencement de ce siècle au sujet des épidémies qu'ils ont eues sous les yeux, il suffira de lire les observations plus modernes que renferment les annales de ces derniers temps, et dont nous avons eu à faire mention au début de ce travail, enfin on trouvera, au milieu des faits que nous avons réunis à la fin de notre thèse, des cas de scarlatine normale ayant évolué régulièrement après les couches.

2° Nous aurons à présenter plus de développements pour la scarlatine des femmes en couches qui marche anormalement, ou qui offre des lacunes dans le cortège des symptômes que l'on a l'habitude de considérer comme typiques.

« Il n'est pas de maladie qui offre autant d'anomalies

dans ses phénomènes extérieurs : quelquefois on observe une simple angine (scarlatine interne de la muqueuse de la gorge), et extérieurement sur la peau, peu ou point de rougeur. D'autres fois elle manque complètement, et l'on ne reconnaît la maladie qu'à la *desquamation* qui survient plus tard, ou aux *hydropisies consécutives*[1]. »

Dans toute discussion, on ne doit s'appuyer que sur des faits bien établis, faits dont l'interprétation peut différer de la part de ceux qui les examinent, mais dont on ne peut contester la valeur ; en clinique, ces faits sont représentés par les observations prises auprès des malades, c'est une analyse fidèle des moindres détails de l'affection que l'on étudie, contenant en même temps les incidents qui viennent en précipiter ou en entraver la marche ; c'est par leur groupement que se trouve constituée l'histoire de la maladie, avec ses signes habituels, pour ainsi dire, et ceux qui, moins constants, n'offrent d'importance réelle que par leur réunion.

C'est ce qui nous engage à présenter, dès le début, l'histoire des faits que nous avons observés, ou qui nous ont été communiqués.

Une jeune dame de 22 ans (obs. III) accouche à la fin de l'année dernière d'un enfant bien conformé, c'est son premier accouchement, il est laborieux et doit, en raison du volume du produit, être terminé par le forceps, il en résulte un traumatisme léger des parties génitales et une déchirure peu étendue du périnée. La délivrance est faite normalement et la journée du lendemain se passe sans incidents, mais le soir, la jeune accouchée est prise de malaises, d'un mal de

1. Hufeland, *Manuel de médecine pratique*, 1838.

tête très vif, le pouls est fréquent et rapide, la peau sèche,
brûlante, le thermomètre indique en effet une température
de 59°,5; la langue est sèche, fendillée, la soif ardente, et il
y a déjà de l'impossibilité à mouvoir le cou. L'examen de
l'abdomen ne peut pas expliquer cette fièvre si prompte et si
intense, il n'y a en effet pas de douleurs à la palpation, ni à
la pression, il n'y a pas de vomissements, pas de délire, il
existe bien un traumatisme des parties génitales, mais est-
il suffisant pour amener une telle réaction fébrile? Telles
sont les questions que se posent les médecins, auprès de la
parturiante, sans les résoudre encore; ajoutons que l'examen
de la gorge la fait constater intacte, et que les urines ne
contiennent pas d'albumine, mais leur couleur foncée évo-
que l'idée d'une intoxication phéniquée due aux pratiques
antiseptiques régulièrement instituées. Le surlendemain, la
fièvre est plus accentuée encore, la température est de
41 degrés, il est survenu du délire et de la *diarrhée ;* du côté
de l'abdomen aucun symptôme grave n'est signalé, mais la
déchirure de la vulve n'a pas un bon aspect; il n'y a pas de
gêne de la déglutition et le pharynx offre sa coloration normale; l'incertitude persistait donc sur la nature des accidents auxquels on assistait, et la gravité du pronostic s'im-
posait d'elle-même.

Dans la nuit du troisième au quatrième jour après l'accouchement, un élément nouveau se présentait : c'était une
éruption à pointillé rouge, d'une teinte écarlate, ayant paru
d'abord au niveau des articulations du membre supérieur
puis se généralisant sur le tronc et sur les cuisses; on était
en présence d'un exanthème, était-il scarlatiniforme, ou bien
purement scarlatineux? M. Lucas-Championnière qui avait

accouché la jeune dame, qui avait l'habitude de voir des
éruptions puerpérales dans son service de la Maternité, qui
venait d'étudier plusieurs cas d'érythème scarlatiniforme à
l'hôpital Cochin [1], pensa qu'en l'absence totale d'angine, on
devait plutôt se rattacher à l'idée d'une scarlatinoïde, compliquant le traumatisme puerpéral révélé par le violent état
fébrile ; M. Siredey qui avait été appelé en consultation, ne
partagea pas son avis, et crut à l'invasion d'une scarlatine,
anomale dans ses allures, puisque l'un des symptômes es-
sentiels du début, l'angine, faisait défaut ; dans la journée du
même jour, la malade se plaignait de mal de gorge, l'éruption s'étendait sur tout le corps, et le soir on constatait une
angine érythémateuse franche ; le lendemain et les jours suivants, la fièvre tomba et l'éruption pâlit pour disparaître tout
à fait ; au onzième jour du début de ces accidents, les urines
furent *albumineuses*, il survint alors des complications sérieuses qui menacèrent pendant plusieurs jours la vie de la
parturiante, ce furent de l'*anasarque*, et consécutivement des
accidents urémiques. L'éruption fut de courte durée, avons-
nous dit, et ne se représenta plus, elle laissa après elle une
desquamation lente à s'établir et qui dura longtemps (4 semaines environ). Nous avons détaillé un peu longuement le
début de cette observation, que nous publions du reste plus
loin en son entier, pour pouvoir mettre en relief les difficultés du diagnostic au moment de l'apparition de l'exanthème,
et les raisons que l'on pouvait émettre en faveur de tel ou
tel genre d'éruption. Les accidents consécutifs devaient, selon
nous, donner entièrement raison à la pensée de la scarlatine.

1. *Journal de médecine et de chirurgie* (*loc. cit.*).

Et cependant on pourrait encore présenter des objections non sans valeur, et les partisans de la scarlatinoïde puerpérale pourraient expliquer la présence de l'albuminurie et des phénomènes hydropiques par une altération rénale ne dépendant pas de la fièvre éruptive, mais relevant uniquement de l'état puerpéral, et rentrant dans le cadre des néphrites que le docteur Mayor vient d'étudier tout récemment ; un argument de la plus grande importance, mais bien inattendu, s'oppose à cette hypothèse, c'est que la sage-femme qui donnait ses soins à la jeune accouchée, fut prise, quatre jours après sa malade, d'une *scarlatine* des plus normales, elle n'avait pas quitté la maison depuis le moment de son entrée, c'est-à-dire depuis huit jours, et ne s'était mise en aucune façon en rapport avec des personnes susceptibles de la contaminer.

Relevons donc immédiatement de ce cas intéressant, ce fait, que la scarlatine fut anormale au début, discutée et contestée même par un accoucheur dont on ne peut nier la compétence à ce sujet, qu'elle ne signala définitivement sa nature que tardivement, par les complications que l'on retrouve fréquemment dans cette fièvre éruptive, mais surtout, et alors d'une façon des plus claires, par la transmission directe à une personne en rapport continuel avec la malade.

Vers la même époque (au commencement de l'année 1881), nous pouvions observer dans le service de notre excellent maître M. Siredey, un cas presque analogue et qui donna lieu à des hésitations semblables au début de l'invasion de la fièvre (obs. II) :

Une jeune femme de 17 ans entra à la salle d'accouchement de Lariboisière, au commencement du mois de février ;

elle accoucha naturellement, sans accidents, la délivrance
se fit bien ; le lendemain, l'interne constata à sa visite du
soir qu'elle était malade, elle avait de la fièvre, du malaise,
une peau brûlante (40°), une langue sèche et fendillée, une
soif vive : du côté des organes pelviens rien n'expliquait
cette invasion subite de l'état fébrile, mais en examinant
attentivement le cou, il put remarquer une légère rougeur
diffuse, vague, il chercha dans les autres régions, et découvrant la malade il retrouva cette même teinte, non définie,
sur le bas ventre et sur les bras. Il n'y avait pas de mal de
gorge, aucune gêne dans la déglutition ; on ne pouvait donc
songer encore à la scarlatine, car il n'y avait pas d'angine, et
d'autre part on était au premier jour des suites de couches,
et l'on sait que cette fièvre éruptive ne se montre ordinairement que du troisième au quatrième jour de l'accouchement. C'était un cas à surveiller ; il était alors impossible
de se prononcer, il fallait attendre. Le lendemain (commencement du deuxième jour), on trouva une *éruption*
étendue à tout le corps, d'un rouge vif, sans miliaire ; il n'y
avait pas de mal de gorge, mais en examinant le pharynx
on trouvait les piliers et le voile du palais injectés, les amygdales très légèrement tuméfiées, non recouvertes d'enduit
pultacé, la langue était large, saburrale, et la malade avait
cette haleine spéciale qu'ont les fiévreux avec embarras gas-
trique ; pas de troubles péritonitiques ou utérins du reste,
les lochies étaient abondantes, sans fétidité, et les seins se
gonflant de lait suffisaient à la première nourriture de l'enfant ; l'hésitation subsistait comme la veille, cela ressemblait
à de la scarlatine, mais elle était alors bénigne, peu franche ;
comment s'était-elle développée si rapidement après l'ac-

couchement? la jeune femme disait qu'elle n'avait pas été en rapport avec des enfants malades, ou des personnes atteintes de scarlatine, il n'y en avait pas dans les salles; enfin, argument qui avait sa valeur, elle ajoutait qu'elle avait eu la *vraie scarlatine* moins de deux ans auparavant. Le surlendemain (troisième jour de l'éruption), disparition et de la fièvre et de l'exanthème, qui est si pâle dans la plupart des points où il s'était développé, qu'on ne peut plus guère l'apprécier. La scarlatine fut alors écartée, et l'on se plut à étudier, dans ce cas, la scarlatinoïde puerpérale, telle que les descriptions nous la donnent : le caractère fugace de l'éruption, cette angine si bénigne qu'elle est restée pour ainsi dire inaperçue, ce début précoce des accidents, tout rentrait dans les allures de l'exanthème scarlatiniforme. Les jours suivants, l'état général se maintint sans fièvre et sans accidents nouveaux, le diagnostic s'affirmait donc et le temps ne faisait que le rendre plus certain, l'interne seul du service concevait des doutes, et subissait difficilement cette interprétation. Le 11 février, c'est-à-dire le sixième jour depuis la cessation de l'érythème et de la fièvre, la température s'éleva, sans cause appréciable, et atteignit 59°; le soir, à la visite, l'interne eut la satisfaction de retrouver une légère *éruption* sur la poitrine, sur les lombes et sur les jointures des bras et des membres inférieurs; le lendemain au matin, l'éruption s'était encore généralisée, elle était plus étendue, plus foncée que la première fois; pas d'accidents utérins ou péri-utérins, mais il y a de la *diarrhée*, la fièvre est encore prononcée, il n'y a pas d'angine. Le soir, les accidents se développaient sournoisement pour ainsi dire, la malade se plaignait de

douleurs articulaires très vives, elle souffrait en faisant
mouvoir ses bras et ses jambes ; la langue était recouverte
de nouveau d'un enduit saburral. Ce fut le 18, c'est-à-dire
le quatorzième jour de la maladie, que la *desquamation*
s'opéra, d'abord au niveau des articulations, puis sur l'abdomen, au cou, et à la poitrine, desquamation par petites
plaques, par petites écailles.

Les douleurs rhumatoïdes et la desquamation écailleuse
appartiennent plus à la scarlatine qu'au simple érythème,
aussi les doutes subsistaient-ils dans l'esprit et l'attention
était-elle encore éveillée sur chaque incident qui pouvait se
produire, quand le 23 février (au dix-neuvième jour du
début des accidents) on trouve la malade, le matin à la
visite, avec un *visage bouffi*, les paupières sont légèrement
œdématiées, on examine les urines comme on le faisait tous
les matins et pour la première fois on trouve de l'*albumine*
en petite quantité ; mais les jours suivants l'anasarque
s'étendit et l'albumine se coagula en masse dans le tube à
expériences pour les urines. La desquamation et l'hydro-
pisie évoluèrent ainsi parallèlement puis finirent par disparaître, en même temps que l'albuminurie diminua pro-
gressivement, jusqu'au chiffre de 0,30 à 0,40 centigrammes
par litre. Il ne pouvait plus y avoir d'illusions et les
partisans de la scarlatinoïde puerpérale étaient cette fois
confondus ; nous voyons donc encore ici, les hésitations,
au début de cette éruption, conduisant plus volontiers
l'esprit à l'idée de l'exanthème scarlatiniforme, et la
scarlatine enfin, se démasquant pour ainsi dire au dénoue-
ment, et venant affirmer sa présence par une preuve que
l'on peut [dire irrécusable. M. Siredey ne manqua pas

de rapprocher ces deux cas, dont il venait d'être témoin
dans l'espace de deux mois, et qui, confus d'abord, frustes
pour dire le mot, s'éclaircissaient d'eux-mêmes par la présence d'un ou de deux symptômes d'importance capitale :
il ajoutait qu'on avait eu raison de dire et de répéter qu'il
fallait toujours se défier de la scarlatine, que très souvent
cachée, il fallait la poursuivre pour la découvrir ; de là, la
nécessité de se contenter de deux ou trois signes, quand ils
ont la valeur de ceux que nous venons d'énoncer, car s'il
fallait les attendre tous réunis sur un même malade, on
courrait le risque de ne jamais observer de scarlatine dans
son existence.

L'éveil était donné, et on attendait d'autres cas pour juger
véritablement la question ; cela ne se fit pas attendre : déjà
à la fin de l'année, presque le même jour où M. Siredey
observait cette scarlatine (obs. III) de la ville, nous avions
eu l'occasion de voir, alors que nous avions l'honneur d'être
son interne, une éruption scarlatineuse chez une jeune
femme qui était accouchée quatre jours auparavant, éruption
accompagnée d'une fièvre assez élevée, mais sans état général
grave, sans mal de tête vif, sans soif exagérée, sans desquamation spéciale de la langue, il n'y avait qu'une angine
érythémateuse légère, la desquamation cutanée fut simple,
par grandes plaques sur certaines régions, mais par petites
écailles d'une façon générale; les symptômes éruptifs
(obs. V) furent si bénins, et atténués pour ainsi dire, que
nous avions pensé plutôt à une scarlatinoïde qu'à la scarlatine. Mais aujourd'hui, d'une façon rétrospective, nous
croyons pouvoir réformer le diagnostic et classer, sans
craindre les contradictions, cette éruption dans les cas de

scarlatine des femmes en couches, en voyant que tous les symptômes classiques de la fièvre éruptive s'y retrouvent, et en tenant compte de ce fait qu'il y avait à ce moment une épidémie de scarlatine dans la ville, épidémie qui semble exister encore aujourd'hui.

Depuis, les faits se sont succédé dans le service d'accouchement, à peu de jours d'intervalle : au commencement du mois de mars, une jeune femme qui venait d'accoucher le 4 normalement (obs. VI), est prise le lendemain soir de phénomènes fébriles vifs, céphalalgie, chaleur ardente (40°,8), pas de mal de gorge, pas d'éruption ; on examine les parties génitales et l'on découvre une légère déchirure à la fourchette, le ventre est météorisé et un peu sensible à la palpation, mais il n'y a pas de nausées, pas de vomissements. Le 6, il n'y a pas de modifications, ce n'est que le 7 (3ᵉ jour après l'accouchement), que l'*éruption*, rouge, granitée, fait son apparition sur les cuisses, le ventre, les bras ; il n'y a pas encore de pharyngite ; le lendemain (quatrième jour), l'éruption s'étend et envahit presque toute la surface cutanée, en même temps on note une légère *éruption dans le fond de la gorge*, la langue est épaisse et blanche, enfin les urines contiennent quelques flocons d'*albumine*. A partir de ce moment, les signes généraux changent d'aspect, il y a des alternatives de délire et de coma, c'est la forme ataxique qui prédomine jusqu'au moment où un phénomène critique, une métrorrhagie assez abondante, amène une détente dans ces troubles cérébraux, abaisse la température et rétablit l'équilibre dans les fonctions ; la malade revient à elle et l'utérus, volumineux jusqu'alors, regagne la cavité pelvienne, tandis que la palpation abdominale n'est plus

douloureuse (il n'y avait pas eu d'infection puerpérale proprement dite), puis la *desquamation* survient à l'époque
normale, et les *douleurs rhumatismales* se montrent dans les
articulations de l'épaule et du coude. Les prodromes sont
donc encore bizarres ici, mais l'exanthème fébrile ne tarde
pas à se montrer avec tout son cortège spécial.

Quinze jours après, chez une nouvelle accouchée (obs. VII)
de la même salle, on voyait survenir les mêmes prodromes :
fièvre vive (40°,5), céphalalgie et abattement profond, puis
le cinquième jour après la délivrance, on notait une *éruption* complète cette fois, avec la gravité spéciale que l'on
reconnaît à la scarlatine, l'*angine aiguë*, l'*adénite* et le gonflement douloureux de l'angle des mâchoires. Dans ce cas,
la marche fut absolument normale, la langue se dépouilla
complètement, le ventre se couvrit d'une éruption *miliaire*
très abondante, le *rhumatisme* articulaire ne fit pas défaut,
et enfin la *desquamation* survint au neuvième jour, après
que les phénomènes fébriles et éruptifs eurent disparu
presque complètement. Ne nous arrêtons donc pas, la fièvre
éruptive est ici indiscutable, elle est des plus régulières.

Dans le courant du même mois, dix jours après la précé-
cédente, une nouvelle scarlatine se développait dans la salle
Sainte-Anne (accouchements), chez une jeune femme accouchée le 27 mars (obs. VIII), et là les symptômes furent si
légers que, si l'on avait fait abstraction du milieu dans
lequel se développait cet exanthème, on aurait pu douter
de la nature scarlatineuse de la complication : la fièvre
était très forte, et resta pendant trois jours au-dessus de
40°, mais il n'y avait qu'un très *léger mal de gorge*, une *éruption* discrète, se dessinant au cou, au-dessous des seins, sur la

poitrine, légèrement au pourtour des coudes et des genoux, sans la sensation rugueuse que donne au doigt le pointillé caractéristique de la scarlatine ordinaire. Après la chute de la fièvre, la *langue se dépouilla*, l'enveloppe cutanée se fendilla et se couvrit de *petites lamelles épidermiques* de petite dimension. Ici, nous n'avons pas trouvé d'albumine dans les urines, pas de douleurs articulaires comme il s'en est présenté dans presque tous les cas précédents ; mais peut-on contester que cette femme n'ait eu la scarlatine? Nous pensons qu'elle doit être très résolument placée dans le même cadre que les précédentes.

On trouvera plus loin d'autres observations semblables, inédites, et quelques observations déjà publiées, mais assez remarquables pour que nous ayons cru utile de les reproduire de nouveau, en les comparant à celles qui nous ont été communiquées.

Nous devons, en terminant, faire remarquer que ces cas ont été, pour la plupart, anormaux : l'angine a été ou excessivement légère, ou nulle, et dans le premier cas elle a suivi le début de l'éruption, au lieu de la précéder ou d'apparaître le même jour que celle-ci ; l'éruption a été également irrégulière, ou peu étendue, se limitant aux régions de prédilection, ou d'une teinte très pâle sans apparence granitée, dans un cas seulement elle a été d'un rouge vif, et rugueuse au doigt. Les autres symptômes se sont montrés tardivement dans presque tous ces faits, mais leur présence a assuré le diagnostic comme nous l'avons dit longuement. Un autre point doit être relevé, car il a pu être considéré comme le critérium de l'affection, c'est l'influence épidémique : c'est à la fin de décembre que la fièvre éruptive a fait son apparition, elle s'est développée d'un façon continue depuis cette époque et n'est pas éteinte encore, car à l'heure où nous commençons à livrer notre travail à l'imprimerie une sixième malade vient d'être atteinte, et dirigée à la Crèche en pleine éruption ; la première malade que nous avons vue l'année dernière était au n° 8 de la salle Sainte-Anne, ce fut ensuite la malade du n° 22 (lit situé en face du précédent dans la salle), puis sa voisine du n° 21, qui tombèrent malades, et enfin le lit n° 1 qui se trouve près de la porte d'entrée, exposé par conséquent au froid et aux courants d'air de toute sorte, a été occupé successivement par deux femmes qui furent contagionnées ; ajoutons que de nombreux cas de scarlatine se voyaient et se voient en ce moment en dehors de l'hôpital, et que, dans le seul service de M. Siredey, il est entré depuis le commencement de l'année trois malades atteints de cette fièvre éruptive. Que de sources diverses de contagion, par conséquent, pour les nouvelles accouchées qui, nous l'avons dit, montrent pour elle une certaine prédisposition !

Nous devons maintenant répondre à une objection qui peut nous être faite : il y a dans ces observations un cas, peut-être deux qui sont incontestablement des scarlatines ; quant aux autres, qui ne se sont montrés qu'avec une apparence très bénigne, et dans lesquels on ne voit qu'une atténuation ou même l'absence des signes habituels de la scarlatine, pourquoi ne les rangerait-on pas parmi ces pseudo-scarlatines, ces exanthèmes scarlatiniformes, ces scarlatinoïdes que les accoucheurs ont si nettement décrits ?

Si l'influence épidémique, si la contagion, ne peuvent être

admises ici, nous ne faisons pas de difficultés pour reconnaître que ces malades ont été atteintes de scarlatines anomales, de scarlatines frustes ; voyons donc rapidement comment se comportent ces éruptions, irrégulières dans leur marche, en dehors de l'état puerpéral.

Scarlatines anomales. — Rilliet et Barthez ont décrit longuement ces variétés d'évolution de la scarlatine, et ont insisté sur les difficultés que comporte le diagnostic dans ces circonstances, où souvent il reste si longtemps suspendu qu'il ne peut plus être posé ; Legendre, dans un intéressant mémoire, en a exposé toutes les bizarreries, mais les relations les plus connues sont celles que cite Trousseau dans ses cliniques : « Appelé dans un village du département de Seine-et-Oise où sévissait la scarlatine, je voulus étudier cette épidémie : je vis au château de Villeroy des individus de la même famille qui, ayant été affectés de mal de gorge sans avoir eu d'éruption à la peau, restèrent ultérieurement inattaquables à la scarlatine, bien qu'autour d'eux les autres en fussent plus ou moins violemment pris. Leur mal de gorge avait été intense, accompagné d'une fièvre vive ; la rougeur du pharynx très caractérisée, et enfin le dépouillement consécutif de la langue, ne *laissaient aucun doute sur la nature de l'affection.* Je vis d'autres malades chez lesquels la maladie avait été peu de chose en apparence, car ils avaient seulement traîné pendant huit à dix jours ; puis ces malades enflaient tout à coup et pissaient le sang. Ces faits me frappèrent et me portèrent à penser que ces individus, qui n'avaient les uns que l'*éruption* et l'*anasarque consécutive,* les autres que l'*anasarque seule,* les autres encore rien que le *mal de gorge,* avaient tous la scarlatine, et que les différentes affections qu'ils présentaient n'étaient que des manifestations de cette maladie. »

Il y a donc des scarlatines sans angine (Gintrac), il y a des scarlatines sans éruption, il y a des scarlatines où la desquamation est insignifiante; l'exanthème, dit Vogel[1], peut se développer complètement, suivre une marche régulière; la desquamation, à son tour, peut se présenter en temps régulier et suivre son cours ordinaire, sans que l'enfant accuse la moindre gène de la déglutition, sans qu'il y ait la moindre rougeur du pharynx, mais dans cette forme les symptômes généraux ne sont jamais d'une grande violence; quant à la scarlatine sans exanthème, l'auteur ne la nie pas, il dit qu'il est de la plus grande difficulté de la distinguer d'une angine simple, survenant chez un enfant, pendant le règne d'une épidémie de scarlatine.

Nous trouvons dans les cliniques de Graves[2] un exemple bien frappant des anomalies que présente cette fièvre éruptive, avec la confirmation ultérieure d'un diagnostic porté par lui malgré l'absence de l'exanthème : « Il n'y a pas longtemps que je donnais des soins avec sir Henry Marsh à une jeune lady qui avait de la *fièvre* et du *mal de gorge*. Il n'y avait nulle part aucune trace d'éruption; cependant, d'après les caractères de la fièvre, et l'apparence particulière de la gorge, nous soupçonnions une attaque de scarlatine. La famille attendait avec anxiété que nous lui fissions connaître la nature de la maladie, et pendant les quatre ou cinq premiers jours, j'allais voir cette dame deux fois dans la jour-

1. *Traité des maladies de l'enfance*, 1872.
2. *Clinique médicale*, traduction Jaccoud.

née, examinant avec le plus grand soin à chacune de mes visites l'état de la peau ; cependant il me fut impossible de découvrir aucune efflorescence cutanée. La fièvre et l'angine persistèrent encore pendant quelques jours ; une fois même la malade fut réellement en danger, mais enfin elle guérit, grâce à des soins attentifs et à un traitement convenable. Il n'y avait donc pas eu la plus légère modification de la teinte naturelle de la peau, et pourtant l'*événement démontra qu'il s'agissait d'une scarlatine ;* la desquamation cutanée qui l'accompagne toujours se fit comme d'habitude, et cette dame communiqua la maladie à plusieurs personnes de sa famille. »

M. Guéneau de Mussy[1] cite dans ses cliniques un fait semblable : « J'ai donné des soins à un jeune malade âgé de dix ans, atteint d'une *éruption* scarlatiniforme qui occupa, pendant quelques heures seulement, la partie moyenne des cuisses, à la suite d'un accès de fièvre violent, accompagné d'une légère *angine.* Les parents ne voulaient pas admettre qu'il eût la scarlatine et trouvaient exagérées les précautions que je lui prescrivais, quand, huit ou dix jours après, les deux frères aînés furent affectés de *scarlatines complètes.* On apprit que l'enfant du concierge, avec lequel ces jeunes gens n'avaient eu aucun rapport direct, avait eu la scarlatine quelque temps auparavant ; et quinze jours après cette éruption si limitée, qui n'avait duré que quelques heures, le jeune garçon eut une *desquamation* complète, générale, comme à la suite de la scarlatine la plus intense. »

Ces anomalies étaient déjà connues de Bretonneau ; il di-

1. *Clinique médicale.*

sait[1] que dans le cours d'une épidémie de scarlatine on voit se développer l'angine scarlatineuse, sans qu'aucune éruption exanthématique ne se montre à la surface de la peau.

Robinson[2] s'appuie sur les mêmes faits, et il affirme qu'une personne qui a une scarlatine sans éruption peut la communiquer à d'autres personnes, qui, elles, peuvent présenter l'exanthème caractéristique; cette forme viendrait souvent chez les sujets qui ont eu antérieurement la scarlatine; il cite son exemple, trois fois il contracta cette fièvre et l'intensité de l'exanthème fut chaque fois décroissante.

M. Blondeau, dans les *Archives de médecine* 1870, a publié un mémoire où il expose des anomalies semblables chez des enfants appartenant à une même famille, dont les uns n'ont eu que des formes très bizarres de la scarlatine, tandis qu'elle fut complète chez les autres.

M. Dechambre[3] a vu chez deux jeunes enfants l'éruption se dissiper en quelques heures, et la guérison se fit sans desquamation.

M. Cadet de Gassicourt[4] signala à la Société des hôpitaux un cas de scarlatine anomale, reconnue au moment de la desquamation : il y avait une légère angine, une réaction fébrile très modérée, une éruption scarlatiniforme; les doutes furent levés, dit-il, par la persistance de l'injection cutanée, et les caractères de la *desquamation*.

C'est encore la *desquamation* qui fit affirmer la nature de l'exanthème, dans un cas que M. Laboulbène[5] soumit à la

1. Bretonneau, *Leçons cliniques de l'hôpital de Tours.*
2. *The Lancet,* 1870.
3. *Gazette hebdomadaire,* 1870.
4. *Société médicale des hôpitaux,* mars 1868.
5. *Société médicale des hôpitaux,* juillet 1868.

même Société. Il s'agissait d'un homme de 50 ans, qui eut une éruption scarlatineuse avec mouvement fébrile, mais sans angine ; il le garda longtemps dans son service de Necker pour s'assurer de l'existence de la desquamation : elle se fit très tardivement, mais se manifesta aux pieds et aux mains de la façon la plus évidente.

Nous pourrions encore reproduire les anomalies du début de cette fièvre, dont M. Archambault[1] a cité dernièrement cinq observations, dans ses leçons à l'hôpital des Enfants ; mais les preuves que nous avons réunies sont, ce nous semble, nombreuses, et nous fermerons cette liste par une observation dont nous avons étudié le sujet cette année à l'hôpital Lariboisière ; notre ami J. Comby, interne des hôpitaux, a eu la bonté de la rédiger pour nous.

OBSERVATION I

D... (Joséphine), 24 ans, domestique, est entrée le 6 mars 1881 à la salle Sainte-Geneviève, et est couchée au n° 55 bis.

Cette femme se plaint du mal de gorge, elle est abattue et courbaturée ; on trouve le voile du palais rouge et les piliers luisants, les amygdales sont tuméfiées, mais sans enduit, la langue est épaisse et rouge sur les bords et à la pointe, les ganglions sous-maxillaires sont tuméfiés et sensibles à la palpation, enfin il existe de la gêne à exécuter les mouvements de la tête sur le thorax. La peau est chaude, mais le thermomètre ne dénote que 58°. En découvrant la malade, on remarque sur tout le corps une teinte rose, légère, générale, plus foncée sur les avant-bras et à la face interne des cuisses où ce sont des plaques larges, non granitées ; mais l'état de malpropreté dans lequel se conserve cette femme rend cette exploration incertaine. Elle raconte qu'elle est malade depuis 6 jours (commencement du mois), qu'elle a eu froid, après avoir été pendant quelques heures exposée à la pluie et à la neige, qu'elle rentra chez elle avec un grand malaise, que le lendemain elle ressentit un violent mal de gorge, puis la fièvre s'établit, avec une grande lassitude et des douleurs dans les membres et

1. *Leçons du Progrès médical*, 1879, recueillies par Chauffard.

dans les lombes ; ce n'est que la veille de son entrée à l'hôpital qu'elle fut obligée de garder le lit, et, alors seulement, elle s'aperçut qu'elle avait des rougeurs sur les bras et sur les genoux.

Le 7 mars, la malade a été nettoyée, et on voit alors que les bras et les cuisses présentent une *teinte rose* assez généralisée, mais il n'y a plus trace des plaques, du piqueté, que l'on avait découvert la veille au pourtour des jointures, l'*angine* est également en décroissance, il n'y a point de fièvre, la langue devient nette.

Rien dans les urines.

Si la malade a eu la scarlatine, ce qui est possible en se conformant aux renseignements qu'elle donne, elle est absolument méconnaissable actuellement, et ce diagnostic est rejeté.

La malade sort de l'hôpital le 10 mars, en bon état, elle ne se plaint d'aucune douleur, elle veut reprendre ses occupations.

Le 25 mars, la malade se représente au service, elle a une *desquamation* des plus nettes, par petites écailles sur le cou et sur la poitrine, et par larges bandes sur les mains. Pas d'autres accidents à signaler, les urines ne contiennent pas d'albumine.

La desquamation suit son cours depuis sa rentrée à l'hôpital, et elle n'est pas encore terminée le 5 avril.

En résumé, nous étions en présence d'une scarlatine qui a présenté quelques anomalies : la période d'invasion a été beaucoup moins nette que d'habitude, le début a été insidieux, l'éruption retardée a été des plus fugaces, ce qui a rendu le diagnostic difficile, et en a fait méconnaître la nature. C'est la *desquamation* qui est venue résoudre la difficulté.

Ces faits nous prouvent que, dans le cours des épidémies de scarlatine, il est très fréquent de voir des éruptions fugaces, ou des angines intenses non suivies d'éruption, enfin des éruptions analogues à celles de la scarlatine, non suivies de desquamation ; et cependant les auteurs à qui nous avons emprunté ces faits mettent-ils en doute la nature scarlatineuse de ces exanthèmes bâtards? Nullement, ils les considèrent comme des cas irréguliers, frustes (Trousseau), mais ne s'écartant pas par leur essence du cadre de la scarlatine. Pourquoi ce qui se voit en dehors de l'état puerpéral, et n'est guère contesté aujourd'hui, devrait-il être différent immédiatement après l'accouchement, quand dans un grand nombre de cas les organes maternels ne sont nullement malades, et que les fonctions, momentanément troublées ou suspendues, se rétablissent régulièrement en peu de jours?

— Nous avons eu, du reste, la curiosité de rechercher si la scarlatine, d'une façon générale, était souvent uniforme, simple dans ses manifestations; pour cela, nous avons recueilli *cent* observations prises au hasard, nous en avons soigneusement extrait les symptômes pathognomoniques seuls, en notant les cas où ils se sont trouvés associés et ceux où ils ont fait défaut[1]. Inutile de dire que nous ne faisons figurer ici que les faits dont le diagnostic a été rigoureusement établi, et est absolument reconnu par l'auteur.

Nous n'en donnons que le résumé, car la publication de cette statistique nous entraînerait dans des développements considérables ; ajoutons que dans cette nomenclature, établie sur plusieurs années, il ne figure que quatre cas de scarlatine recueillis chez des femmes dans l'état puerpéral :

Sur 100 cas de scarlatine :

L'*angine* a été observée................	88 fois.
— n'a pas été notée..............	6
— n'a pas existé.................	6
L'*éruption* a été normale dans..........	90 cas.
— n'a pas paru dans............	10
La *desquamation* est reconnue normale..	48 fois.
Elle n'est pas indiquée[2] dans..........	52 cas.
L'*albuminurie* a été observée............	13 fois.
Enfin la *contagion* est incontestable dans.	32 cas.

1. Nous avons été aidé dans ces recherches par notre excellent ami Delpeuch, interne des hôpitaux, à qui nous adressons nos remerciements.

2. Nous devons faire remarquer que dans les observations que nous avons eues sous les yeux on ne s'en occupe pas la plupart du temps, par conséquent ce renseignement n'a pas de valeur.

Nous ne voulons pas attacher d'importance exagérée à ces chiffres, nous savons que les statistiques sont en général dédaignées, car on en peut déduire des conséquences souvent extraordinaires, mais comme, nous le répétons, nous n'avons cherché qu'à nous rendre compte de la fréquence ou de la rareté des anomalies que peut présenter la scarlatine, non pas dans une épidémie d'une ou de deux années, mais sur des années réparties dans la moitié du siècle, à peu de choses près, nous n'en retirerons que ce résultat : c'est que l'*angine* peut manquer dans la scarlatine, 1 fois sur 17 cas, et l'*éruption* même, 1 fois sur 10, sans que l'on puisse méconnaître l'existence de cette fièvre éruptive.

Parallèle entre la scarlatine et la scarlatinoïde. — « On pourrait dire[1] que l'une n'est, à proprement parler, que l'image amoindrie, la copie réduite ou la miniature de l'autre; dans certains cas, en effet, cette ressemblance peut être telle, qu'à un premier examen, ou même après une observation plus suivie, on éprouve une réelle difficulté à établir le diagnostic et à reconnaître le vrai caractère de la maladie. » Telle était l'impression qu'avait M. Guéniot après avoir lu et médité ses observations et après les avoir comparées aux descriptions classiques de la scarlatine; notre embarras est le même, et nous ne voyons guère de différences entre les symptômes que nous retrouvons dans presque tous les faits que nous avons vus ou que l'on nous a fait connaître, et ceux que l'on nous a appris à attribuer à la fièvre scarlatine; mais cette indécision nous prédispose plutôt à

---

1. Guéniot, thèse citée.

ranger toutes ces formes bénignes sous une même étiquette, qu'à adopter pour elles une dénomination nouvelle qui ne consacre qu'une différence de nuance dans l'appréciation clinique.

Si nous examinons, en effet, les observations qui forment le fond de la thèse de cet auteur, voici ce que nous trouvons:

Dans la première, il y a une *fièvre vive*, une *éruption*, partout ponctuée, formée de petits points rouges très rapprochés les uns des autres, ce qui constitue une rougeur presque continue, une *angine* légère, sans engorgement ganglionnaire, de la *diarrhée*, et enfin de l'*albuminurie* peu avant la mort.

Dans la deuxième, des *frissons*, de la *fièvre*, une *éruption* de petites taches rouges, « forment un pointillé qui rappelle celui de la scarlatine », de la *miliaire*, une *angine* légère avec éruption miliaire, de la *diarrhée*, la *desquamation* se faisant dans tous les points où l'éruption avait commencé, se généralisant, et ne se terminant qu'au bout de trois jours.

Dans la troisième, une *éruption* érythémateuse et miliaire, se développant le quatrième jour des couches, sans angine, mais se terminant par une *desquamation*, « s'effectuant par larges plaques épidermiques, et se terminant en quatre jours ».

La quatrième se distingue par une *éruption* d'un piqueté fin et rouge, « d'un aspect scarlatineux » ; sur le ventre c'est une rougeur diffuse, uniforme et assez intense, « comme on l'observe dans la scarlatine » ; il n'y a pas eu d'angine, mais il n'est pas fait mention de la desquamation.

Dans le cours de cette observation, l'auteur fait remarquer qu'« *il existe à l'infirmerie des femmes en couches plusieurs cas de scarlatine bien caractérisée* ».

Nous rapprochons volontiers cette observation de deux des nôtres. Dans l'une (obs. XII), les symptômes scarlatineux avaient été si bénins, si peu caractérisés, que la femme, considérée comme guérie d'un érythème scarlatiniforme, était désignée pour le Vésinet, quand, subissant l'impression du froid dans la première journée où elle se leva, elle eut de l'anasarque et de l'albumine en grande quantité dans les urines, la scarlatine se révélait donc de cette façon, et la malade ne guérit définitivement que longtemps après les accidents graves qui s'ensuivirent. Dans l'autre (obs. X), notre maître, le docteur Pinard, que nous remercions de son amabilité à nous la communiquer, avait assisté, chez une jeune cliente accouchée, au développement d'une éruption analogue à la scarlatine, mais peu étendue et sans phénomènes généraux sérieux ; il s'était retiré par prudence pour ne pas contagionner ses autres malades, et il fait remarquer que la jeune femme avait reçu, deux jours avant d'être malade, des parents qui gardaient chez eux une petite fille atteinte de la *scarlatine*.

Ces faits réunis ne nous semblent pas constituer une simple coïncidence, mais venir à l'appui de la thèse que nous cherchons à défendre.

Enfin la cinquième observation est relative à une femme qui présenta une température très élevée, une éruption et une angine très accentuées ; mais les symptômes péritonitiques et utérins prédominaient, la malade succomba à une sorte d'infection puerpérale ; aussi l'éruption qu'elle présenta pourrait être rapprochée des éruptions septicémiques qui ont été décrites dans le cours de l'infection purulente, à la suite des grands traumatismes.

M. Guéniot termine enfin la discussion de ce diagnostic, qu'il conduit d'une façon serrée, par un parallèle qu'il établit sous forme de tableau :

SCARLATINE.	SCARLATINOÏDE.
1° Phénomènes d'invasion souvent très intenses.	1° Phénomènes d'invasion ordinairement très légers.
2° Éruption affectant particulièrement les régions où la peau est fine et délicate, comme les aines, les aisselles, la face interne des membres.	2° Affecte indifféremment les régions recouvertes d'une peau fine ou épaisse, la face externe des membres comme leur face interne.
3° Éruption fréquente au visage, ainsi qu'aux mains et aux pieds.	3° Presque jamais d'éruption au visage ni aux extrémités des membres.
4° Tuméfaction à peu près constante des parties précédentes (visage, mains et pieds).	4° Jamais de tuméfaction des parties précédentes.
5° Chaleur et sécheresse de la peau souvent très grandes, et parfois excessives.	5° Chaleur modérée de la peau, et sécheresse nulle ou ordinairement peu intense.
6° Pouls d'ordinaire très fréquent, atteignant quelquefois 130, 140, 160 pulsations par minute.	6° Pouls modérément fréquent ou à peine accéléré.
7° Angine accompagnée souvent d'une tuméfaction assez considérable des amygdales et du voile du palais, ainsi que d'une exsudation blanche, caséiforme.	7° Angine sans tuméfaction notable des amygdales et du voile du palais. Jamais d'exsudation caséiforme.
8° Ganglions sous-maxillaires souvent tuméfiés et douloureux.	8° Pas de douleur ni de tuméfaction ganglionnaires.
9° Langue rouge à la pointe et sur les bords, puis dépouillée et hérissée de papilles rouges et saillantes (phénomène constant et caractéristique).	9° Jamais de desquamation ni de rougeur notable de la langue.
10° Desquamation épidermique presque constamment appréciable.	10° Desquamation de l'épiderme moins fréquemment observée.
11° Pronostic grave. Terminaison souvent mortelle.	11° Pronostic bénin. Terminaison rarement mortelle.
12° Complications assez fréquentes.	12° Complications rares.

SCARLATINE.	SCARLATINOÏDE.
13° Accidents de la période de décroissance assez communs (anasarque, rhumatisme, etc.)	13° Jamais observés pendant la période de décroissance.
14° Se perpétue surtout par la contagion. Très rarement spontanée.	14° Contagion non démontrée. Probablement génération spontanée.

Si nous faisons un relevé des observations inédites que nous publions plus loin, en ayant soin de ne comprendre que celles qui ne peuvent offrir aucune hésitation sur la nature scarlatineuse, et que l'on ne peut par conséquent récuser, voici ce que nous trouvons :

Sur 10 cas,

L'*angine* a été légère......................	5 fois.
— intense....................	4
— nulle....................	1
L'*engorgement ganglionnaire* a été observé..	2
— nul......	8
L'*éruption* fut confluente................	5
— épargna la face...............	5
— récidivante...................	2
La *desquamation* de la langue se présenta..	5
L'enduit blanchâtre et la rougeur.........	10
Le *pronostic* très bénin puisque la guérison fut	10 fois constatée.
Quant aux *accidents*, on les rencontra.....	5 fois (albuminurie, urémie).
Il n'y en eut aucun dans................	5 cas.

Nous pouvons donc mettre en regard des symptômes considérés comme appartenant en propre à la scarlatinoïde ceux qui forment la moyenne de nos cas de scarlatine vraie (nous laissons de côté les signes qui n'ont qu'une médiocre importance, sur le tableau cité plus haut).

SCARLATINOÏDE.	SCARLATINE (d'après nos observations) ;
1° Angine sans tuméfaction notable des amygdales et du voile du palais. Jamais d'exsudation caséiforme.	1° Angine plutôt légère qu'intense, pouvant exceptionnellement ne pas exister.

SCARLATINOÏDE.	SCARLATINE (d'après nos observations).
2° Pas de douleur ni de tuméfaction ganglionnaires.	2° Engorgement ganglionnaire très rare.
3° Éruption rare au visage, et n'affectant pas les extrémités des membres.	3° Éruption tantôt généralisée à tout le corps, et tantôt épargnaut le visage.
4° Jamais de desquamation ni de rougeur notable de la langue.	4° Enduit blanchâtre et rougeur constante de la langue, desquamation dans la moitié des cas.
5° Pronostic bénin. Terminaison rarement mortelle.	5° Pronostic bénin, guérison dans tous les cas.
6° Complications rares.	6° Pas d'accidents dans une moitié des faits, albuminurie dans les autres.

Il n'y a pas de bien grandes différences entre ces deux éruptions, en les comparant ainsi, dans leurs manifestations les plus fréquentes ; il n'y a que sur deux points qu'il semble y avoir un désaccord, c'est au sujet de la desquamation de la langue et des complications, mais on verra qu'il n'est pas si profond, quand on sait que dans deux observations (sur 5) M. Guéniot a noté une certaine *rougeur* et *sécheresse de la langue,* sans en mentionner la desquamation, il est vrai, et que dans une il signale de l'*albuminurie.*

M. Lucas-Championnière, dans son article sur la scarlatinoïde (nous en avons parlé), dit qu'outre les symptômes très bien décrits par M. Guéniot et qu'il a observés, il a été frappé de ce fait : que les accouchées à la suite de ces exanthèmes restaient dans un état d'anéantissement profond et qui faisait craindre l'explosion d'une diathèse. Nous nous expliquons difficilement qu'une maladie si fugace, qui ne se révèle que par des symptômes extrêmement bénins et n'entraîne que très rarement des accidents graves, puisse amener, seule, une telle déchéance ; ne faut-il pas penser que, dans ces cas, le terrain était déjà vicié avant l'accouchement ou même avant la grossesse, par la misère et les privations de toute sorte, et que l'état puerpéral, surajouté, même sans l'apparition d'un exanthème, suffit pour expliquer cette apparence cachectique? Pour ce qui est des éruptions multiples que ce chirurgien signale également, et dont il cite une curieuse observation, nous dirons que les poussées successives ne sont pas rares dans la scarlatine normale[1], et que les observations que nous relatons en témoignent aussi l'existence. Dans une de celles-ci (obs. IX), ces récidives dans l'éruption furent remarquables, et se terminèrent par une formidable desquamation : la peau et ses annexes, les ongles et les poils y participèrent tour à tour, et la malade changea complètement, pour ainsi dire, d'enveloppe cutanée. Ce fait est assez rare dans la scarlatine, mais il ne doit pas servir d'argument pour mettre en doute la nature de l'éruption dans cette circonstance, car nous pouvons citer à l'appui un phénomène analogue survenu à la suite d'une scarlatine franche : Wallenberg, dans les *Annales de dermatologie* de 1876, rapporte qu'au moment de la desquamation le malade qu'il soignait vit ses ongles des doigts et des pieds tomber; il en fut de même des cheveux, de la barbe, des sourcils, des cils, des poils du pubis et du duvet de tout le corps. Le sujet était brun, et ses cheveux étaient noirs; après la desquamation, les cheveux repoussèrent blancs, semblables à ceux d'un albinos, et la peau devint blanche comme du lait[2].

En terminant cet exposé de la scarlatine chez les femmes

1. Schwarz, *Récidives de scarlatine*, in *Arch. für Dermatologie*, 1872. Koërner, *Récidives de scarlatine*, in *Arch. für Dermatologie*, 1877.
2. *Revue d'Hayem*, 1877 (Debove).

en couches, qu'il nous soit permis de faire un rapproche-
ment entre l'état de la femme qui vient d'accoucher et l'état
du malade qui vient de subir une opération chirurgicale;
on sait qu'il n'est pas rare de voir la scarlatine survenir
quelques jours après le traumatisme produit par le chirurgien.

Paget[1] consacre une leçon à cette complication des plaies;
il remarque que toujours l'éruption apparut dans la semaine
qui suivit l'opération, et le plus souvent dans les trois premiers jours, il croit que dans ces cas les individus atteints
avaient déjà absorbé le poison scarlatineux avant l'interven-
tion, et que celui-ci n'aurait pas manifesté ses effets aus-
sitôt, ou ne les aurait peut-être nullement manifestés, si leur
santé ne se fût affaiblie ou troublée. On retrouve les mêmes
considérations dans l'article du docteur Gee[2]; il ne doute
pas, en effet, que ces éruptions n'appartiennent bien à la
scarlatine, car il a vu des malades non opérés, voisins du
scarlatineux chirurgical, si l'on peut s'exprimer ainsi,
contracter, peu de jours après, cette même fièvre éruptive
non douteuse. M. Trélat[3], dans une leçon faite à la Charité,
ajoute à ces faits connus deux observations qu'il a recueillies dans sa clientèle; il les fait suivre de ces réflexions : il
s'agissait bien dans ces cas de scarlatine, car il a vu con-
firmer son diagnostic par des confrères absolument compé-
tents, mais cette scarlatine n'a pas les allures franches
qu'on lui connaît généralement, les symptômes et l'évolution, en un mot, sont moins typiques, elle est en outre tout

1. Paget, *Clinique chirurgicale.*
2. *Reynold's system of medicine.*
3. *Progrès médical,* 1878.

à fait distincte des éruptions septicémiques que l'on voit survenir dans l'infection purulente, ou à la suite des grands traumatismes. Le docteur Cameron[1], dans un article intitulé : *De quelques complications de la pratique chirurgicale*, décrit des cas dans lesquels un traumatisme accidentel a paru jouer le rôle de cause déterminante, relativement à l'apparition de la scarlatine, sur des sujets ayant été exposés à l'influence de la contagion; et il compare ces faits à ces scarlatines des femmes en couches, chez qui le travail de l'accouchement déterminerait un véritable choc traumatique.

On peut alors, en poursuivant ces points de ressemblance, comparer l'utérus, quand le fœtus a été expulsé et que le délivre a été rendu, à une plaie ouverte, plaie par arrachement (Béhier), soumise à toutes les complications que celle-ci comporte.

Diagnostic. — La scarlatine dans l'état puerpéral peut-elle être confondue avec d'autres éruptions, avec d'autres fièvres éruptives ?

Nous avons vu que souvent le diagnostic restait douteux, et qu'il ne s'éclaircissait que tardivement par l'apparition d'un ou de plusieurs signes absolument caractéristiques ; nous n'insisterons pas davantage. Mais dès le début de l'éruption, il est quelques affections que l'on pourrait confondre avec elle.

Il faut être prévenu que l'ingestion de *certains médicaments*, leur application à la surface de la peau, peuvent déterminer des éruptions spéciales et facilement reconnaissables :

1. *Journal médical de Glascow*, 1880.

la belladone, l'arsenic, le mercure, le copahu, donnent lieu à des exanthèmes rarement généralisés à toute la surface du corps, ils ont souvent un siège spécial, de plus ils surviennent brusquement et disparaissent de même, quand l'agent provocateur est supprimé ; enfin il est rare qu'ils s'accompagnent de phénomènes fébriles.

La *rougeole* se reconnaîtra à la forme qu'affecte l'éruption, à son mode d'apparition, à son coloris bien différent de celui de la scarlatine, enfin les symptômes généraux ne sont pas les mêmes : ici c'est du larmoiement, de l'enchifrènement et du catarrhe bronchique, qui précèdent ou accompagnent l'éruption (obs. XXII). Il faut dire que l'éruption scarlatineuse peut prendre un cachet morbilleux sous l'influence de l'état puerpéral, c'est du moins ce que nous apprend M. Lucas-Championnière ; dans ce cas le diagnostic doit être impossible à établir.

La *miliaire sudorale* peut être prise pour une scarlatine au début, principalement dans le cours d'une épidémie ; nous avons eu l'occasion de vérifier cette difficulté dernièrement à l'hôpital Lariboisière : une femme de la crèche, descendue de la salle Sainte-Anne, peu après son accouchement, avait une fièvre prononcée, de l'anorexie et de la céphalalgie. Une lymphangite superficielle du sein consécutive à une excoriation pouvait expliquer cet état fébrile, mais en la découvrant, nous remarquâmes sur le ventre une éruption limitée aux hypochondres, rouge, avec quelques vésicules de miliaire, elle formait un rectangle très manifeste ; sur le dos de chaque pied on remarquait une éruption analogue remontant jusqu'aux mollets ; il n'y avait pas d'autre manifestation cutanée, pas d'angine. Comme elle se trouvait dans le milieu épidémique de la scarlatine, on pouvait penser au développement de cet exanthème ; la suite démontra que ce n'était qu'une éruption sudorale, et que la large bande abdominale devait même être attribuée au contact prolongé d'un cataplasme.

Devons-nous mentionner ici la *rubéole* ou Rotheln des Allemands, mélange confus de rougeole et de scarlatine ; ce n'est, si l'on s'en tient à leurs narrations, qu'une éruption morbilleuse ou scarlatineuse anomale, plus ou moins modifiée, où l'une ou l'autre des deux fièvres éruptives est plus manifeste suivant les épidémies courantes ; d'après le professeur Stœber, il se développe très fréquemment, durant la maladie ou pendant la convalescence, une anasarque ou des parotidites qui peuvent devenir très graves, ceci indiquerait que la scarlatine dominerait le plus souvent la scène ; le docteur Bez conclut en disant « que les Rotheln, tels que nous les ont légués les médecins allemands de la fin du siècle dernier, sont un véritable capharnaüm pathologique, dans lequel tous les observateurs embarrassés sont venus entasser pêle-mêle, qui des scarlatines, qui des rougeoles, qui des fièvres éruptives composées, et probablement bien d'autres affections encore. Les faits d'exanthème hybride avec phénomènes généraux morbillo-scarlatineux, nommés à tort rubéole, doivent rentrer parmi les exemples de fièvres éruptives contemporaines, la dénomination de Rotheln n'étant conservée que pour désigner l'exanthème fébrile tout à fait bénin qui correspond à notre roséole épidémique. »

On pourrait se méprendre encore au début d'une invasion d'*érythème noueux* ou *papuleux*, s'annonçant avec grand fracas, fièvre élevée, anorexie, angine, rougeurs diffuses, etc.,

les suites de l'éruption, l'apparition fréquente de douleurs
articulaires, en jugent assez rapidement la nature ; nous en
avons vu un exemple récent dans le service de M. Peter, chez
une jeune femme, en dehors de l'état puerpéral proprement
dit, mais sous l'influence d'une suspension brusque de la
menstruation, ce qui est encore de la puerpéralité (Tarnier).

Voici l'observation que nous a remise notre excellent ami
Merklen, interne lauréat des hôpitaux.

« P... (Marie), 19 ans, domestique, est entrée le 13 février
1881 à la Pitié, dans le service de M. le professeur Peter.
Déjà traitée pour des attaques d'hystéro-épilepsie, cette jeune
fille a été reprise, il y a deux jours, à l'occasion d'une con-
trariété, d'accidents semblables.

« Le bromure de potassium donné à la dose de 6 gr. par
jour et les bains avaient fait cesser les crises convulsives,
quand, le 8 février, la malade prend un bain ayant ses règles.
Une heure après, les règles se suppriment, et le lendemain,
elle se plaint de violentes douleurs de gorge, dues à de l'angine érythémateuse.

« Le 11 février, c'est-à-dire deux jours après, le mal de
gorge a diminué, mais l'on constate l'existence de plaques
d'un rouge vif sur les jambes et les cuisses, il n'y en a pas
à la face ni sur la poitrine, elles n'ont pas de pointillé, mais
forment une légère saillie sous le doigt, et laissent entre
elles des portions de peau indemnes ; l'éruption gagne les
bras, il y a des douleurs assez vives dans les masses musculaires de ces régions ; la fièvre s'est modérée, il n'y a pas
de complication cardiaque.

« Le 13, on reconnaît les plaques d'érythème noueux,
elles forment de petites nodosités très évidentes sous la peau.

« Le 18 février, la malade ayant essayé de marcher est prise de fièvre et de nouvelles douleurs dans les jambes. Soir : température, 38°,2.

« Le 19, douleurs vives dans les membres inférieurs ; tuméfaction avec rougeur et sensibilité extrême au niveau des synoviales du cou-de-pied des deux côtés. Plaques rouges érysipélateuses remontant le long de la jambe. Douleur au niveau des tendons de la patte d'oie. Les ganglions de l'aine sont sensibles à la pression.

« La malade reste dans l'immobilité complète.

« Les plaques d'érythème noueux ont pris une coloration d'un rouge inflammatoire. Soir : température, 38°,7.

« Vers la fin de février ces accidents disparaissent tour à tour, mais les règles n'ont pas reparu. »

On voit avec quelle facilité se font ces déterminations cutanées alternant avec les manifestations localisées à la cavité pelvienne ; c'est une sorte de suppléance morbide.

Pour le *traitement*, nous n'avons que peu de mots à dire : l'état puerpéral demande à ne pas être négligé, par conséqnent les parties génitales doivent être soigneusement lavées, la pratique antiseptique sera exercée dans toute sa rigueur et les malades seront isolées ; il suffira de consulter la thèse de M. Doléris à ce sujet. Quant à l'exanthème lui-même, les préceptes de Sydenham[1] sont toujours excellents.

« Quand toutes les écailles de la peau sont tombées et que les symptômes ont cessé, il me suffit que le malade s'abstienne entièrement de viande et de toutes sortes de liqueurs

---

1. Sydenham, *OEuvres de médecine pratique* (*Fièvre rouge*).

spiritueuses, qu'il fasse sa boisson ordinaire de lait bouilli
avec trois fois autant d'eau, qu'il ne sorte point, et ne garde
pas le lit continuellement. » Nous ne ferons d'opposition
qu'à ce dernier conseil, car il est de toute nécessité que la
nouvelle accouchée garde le lit, tant que les accidents puerpéraux ne sont pas entièrements écartés.

CHAPITRE IV

ÉRUPTIONS SEPTICÉMIQUES

Nous avons dit que la scarlatine n'était pas ordinairement grave chez les femmes en couches ; mais il n'est pas rare de voir, dans le cours de la septicémie puerpérale, des éruptions cutanées accompagnées ou non de miliaire, couvrir le ventre et la partie supérieure des cuisses ; elles coïncident avec l'altération, la fétidité des lochies, avec les accidents de la plus haute gravité.

Ces éruptions, dites septicémiques, nous les plaçons à part, car elles nous semblent absolument différentes de celles que nous avons étudiées dans la scarlatine ; elles ne se rencontrent que dans les cas où l'état général est profondément modifié, où il y a, pour nous servir d'une expression fort usitée aujourd'hui, maladie infectieuse.

Bien connues des chirurgiens, les éruptions septicémiques ont été mises en lumière par les travaux du professeur Verneuil, et par ceux de ses élèves, Picaud, Tremblez ; elles ont été observées à la suite des grands traumatismes accidentels ou opératoires, et surtout à la suite des suppurations prolongées, dans le cours de l'infection purulente ; M. Verneuil leur assigne un pronostic absolument fatal. Elles furent également étudiées dans les salles de médecine, et on vit des malades succombant à une intoxication, souvent inconnue, présenter peu avant leur mort des éruptions polymorphes sur la poitrine, sur les membres, ou sur le ventre ; elles furent en effet notées dans la diphthérie (G. Sée), dans les pneumonies bâtardes, dans les pleurésies purulentes, dans l'hépatite suppurée (Borville, thèse).

Dans l'infection puerpérale, on rencontrera des exanthèmes affectant des formes très différentes ; mais ceux que l'on observe le plus fréquemment peuvent être rangés dans quatre groupes principaux :

1° Les éruptions mobilliformes, à petites plaques limitées, d'un rouge sombre et laissant des intervalles de peau saine.

2° Les éruptions scarlatiniformes, petit pointillé fin, plus violacé que rouge, discret, et le plus souvent circonscrit à la face interne des cuisses, aux plis de l'aine, au tiers inférieur de l'abdomen.

3° L'urticaire, à larges plaques saillantes, de coloration brune, et déterminant de vives démangeaisons.

4° Enfin le purpura, caractérisé par une infinité de petites ecchymoses sous-cutanées.

Les éruptions scarlatiniformes se retrouvent en général, d'après le professeur Bouchard [1], dans toute septicémie : atrophie jaune aiguë du foie, fièvre jaune, dans la variole, dans les fièvres rémittentes, récurrentes, le typhus, la fièvre typhoïde, c'est donc une maladie d'ordre absolument infectieux. Il fait une réserve pour les sudamina, qu'il ne croit pas de nature septique ; on sait en effet qu'ils se rencontrent dans beaucoup d'affections bénignes, en par-

---

1. *Cours de la Faculté*, 1880-1881.

ticulier dans le rhumatisme articulaire aigu, qui ne peut pas être rangé parmi les maladies infectieuses.

Le caractère de ces éruptions est d'être très fugace ; elles apparaissent en effet un soir, et ont disparu le lendemain matin, pour se reproduire un ou deux jours après, et passer de la même façon ; étant toujours l'indice d'une intoxication de l'économie, elles n'ont pas de symptômes généraux qui leur soient propres, ceux-ci relèvent directement de l'état puerpéral. D'un rouge vif au début, l'éruption prend rapidement une teinte sombre, et quand elle persiste, elle affecte l'aspect d'un piqueté hémorrhagique, de petites ecchymoses sous-cutanées, d'apoplexie capillaire diffuse (Kiwish) ; en peu de jours ces taches arrivent à se dessécher et laissent, après la chute de l'épiderme, le derme à nu ; tel est le point de départ des eschares superficielles dont se couvrent souvent les parties du corps soumis au frottement ou à la pression continuelle, chez les femmes accouchées qui succombent aux accidents puerpuéraux infectieux.

Dans d'autres cas, ces infarctus cutanés, qui trouvent leur origine dans la présence d'éléments septiques au sein des réseaux lymphatiques du derme (Doléris), ou dans les capillaires sanguinicules (Bouchut), donnent naissance à des petits abcès qui peuvent évoluer en grand nombre et simultanément sur une grande étendue ; ce seront souvent même des phlegmons profonds, qui, laissant après leur ouverture de vastes décollements, deviennent une nouvelle source d'infection pour la malade.

Il faudra dans ces cas examiner les lochies des accouchées, elles sont fétides, de couleur brunâtre, et on y trouvera, au milieu d'un grand nombre d'organismes vulgaires, des microbes, des micrococcus en grains ou en chapelet, mais le plus souvent en grains (Pasteur, Bouchard), dans les septicémies suraiguës.

Il ne nous appartient pas d'interpréter ces faits : il serait fort intéressant de rechercher la signification de ces manifestations cutanées, d'étudier les rapports qu'elles peuvent avoir avec la scarlatine de l'état puerpéral, mais les découvertes actuelles sont encore trop récentes pour qu'elles puissent servir de base indiscutable à une étude semblable, et d'autre part il faudrait être fixé sur la nature de la scarlatine elle-même, et on ne l'est pas encore.

On doit comprendre dans ce genre d'éruption l'affection que les Allemands nomment l'*impetigo herpétiforme* des femmes enceintes ; cette affection est caractérisée [1] « par des pustules, des soulèvements de l'épiderme serrés les uns contre les autres, disposés par groupes, gros comme des têtes d'épingle, remplis d'un contenu opaque, qui se développent dans le pli de l'aine, au nombril, sur les seins, dans le creux de l'aisselle, et ultérieurement aussi sur beaucoup d'autres parties du corps. Ces pustules se dessèchent en une croûte d'un brun sale, pendant que, immédiatement autour de cette croûte, il apparaît sous forme d'un cercle simple, double ou triple, de nouvelles pustules pareilles aux premières et ressemblant à des perles, et qui en se desséchant augmentent le volume de la croûte centrale. »

Après la chute des croûtes, la peau devient rouge, se recou-

---

1. Nous devons cette description à la gracieuseté de M. le docteur Besnier, médecin de l'hôpital Saint-Louis, qui a bien voulu nous communiquer sur ce sujet une épreuve de sa traduction des Leçons de Kaposi, de Vienne, en voie de publication.

vre d'épiderme nouveau et reste eczémateuse ; cette éruption s'accompagne de fièvre, de frissons, de sécheresse et même de desquamation de la langue. Le pronostic est très grave, puisque sur huit cas les huit femmes sont mortes.

M. Besnier pense qu'il s'agit là d'éruptions septicémiques, et, repoussant le nom d'impetigo herpétiforme qui vient heurter les principes sur lesquels se fonde l'École française, il les reconnaît sous le nom de dermatite pustuleuse circinée et excentrique.

CONCLUSIONS

1° La scarlatine est fréquemment irrégulière dans son évolution, le diagnostic est des plus difficiles dans ces cas frustes, et ne repose que sur la réunion de certains symptômes immédiats ou éloignés (syndrômes).

2° Les femmes en couches sont plus prédisposées à contracter la scarlatine que les autres fièvres éruptives.

Dans cet état, la scarlatine est le plus souvent anormale.

3° La scarlatinoïde puerpérale, et les exanthèmes dits scarlatiniformes ne sont *très probablement* que des scarlatines méconnues, irrégulières dans leur allure.

4° Les éruptions scarlatineuses, même anormales, ne doivent pas être confondues avec les éruptions septicémiques ; celles-ci relèvent d'un état général grave, ordinairement fatal, et sont les analogues des éruptions de la septicémie chirurgicale et de l'infection purulente.

5° En présence de tout exanthème analogue à celui de la scarlatine, survenant chez une nouvelle accouchée, il sera sage de soumettre rigoureusement la malade aux précautions hygiéniques que réclame la scarlatine.

OBSERVATIONS [1]

OBSERVATION II (Inédite).

(Recueillic par M. Comby, interne, et M. Quantin, externe du service.)

Scarlatine consécutive à l'accouchement. — Au début la légèreté des acci-
dents fait penser à une scarlatinoïde. — Deuxième éruption, desquamation
caractéristique. — Albuminurie, anasarque, éclampsie. — Guérison.

H.... (Marie), 17 ans, couturière, primipare.

Entre le 3 février à la salle Sainte-Anne, n° 1, hôpital Lariboisière (ser‑
vice de M. Siredey).

Accouchement normal, à terme, d'un enfant bien portant. Rien de particulier pendant la grossesse.

Elle a eu, il y a deux ans, une scarlatine, elle a duré six semaines.

Dans la journée, elle a du malaise, de la céphalalgie, sans frissons, sans
fièvre ; pas de douleurs abdominales, pas de nausées ; mais la sœur du service, à midi, remarque une légère teinte rouge disséminée sur le ventre et
le cou, il n'y a pas d'angine.

Le soir, la fièvre s'allume (40°,7), et l'on peut voir déjà sur le ventre, le
cou et les avant-bras une rougeur diffuse, assez vague. Diarrhée.

Elle descend le 4 février à la crèche, n° 6.

Le 5, l'éruption est plus prononcée, pointillé foncé sur la poitrine et
principalement sur le cou ; rougeur plus vive sur la partie inférieure de l'abdomen et aux plis de l'aine. Au niveau de la partie interne des cuisses et
de la face antérieure des coudes on note également une efflorescence rosée,
moins vive que sur le reste du corps. Il existe une *très légère angine*, le
voile du palais et les amygdales sont rouges, mais non recouverts d'exsudat.
La langue présente un enduit jaunâtre au centre, elle est rouge sur les bords.
Rien du côté des organes génitaux, pas de douleurs de ventre, pas de féti-

---

1. Je dois remercier ici mes collègues et amis J. Comby et Broussin de l'hos-
pitalité qu'ils m'ont offerte dans leur service ; j'adresse également mes remer‑
ciements à mon ami Notta et à M. Quantin, externes du service.

dité des lochies. État général satisfaisant, la malade continue à allaiter son enfant.

Le 7, desquamation de la langue. La rougeur de la gorge a disparu, la peau est sèche, un peu rugueuse, et reprend son aspect habituel. La fièvre est tombée, il n'y a pas d'albumine.

Le 9, l'exanthème a complètement disparu, et on note une légère desquamation furfuracée au pourtour des articulations. Pas d'albumine.

L'apyrexie est complète, et la malade est considérée comme guérie ; le diagnostic qui avait été fort discuté jusqu'à ce jour, s'établit en faveur de la *scarlatinoïde puerpérale* telle que les auteurs l'ont décrite jusqu'ici ; l'interne du service seul croit à la présence de la scarlatine à allures bénignes.

Le 11, nouvelle ascension de la température le matin (39°,2), seconde éruption plus étendue et plus vive que la première fois, les bras et les cuisses au niveau des articulations et vers leur face interne sont en même temps envahis. Pas d'angine, pas de douleur, pas d'albumine.

Le 12, douleurs articulaires dans les épaules et dans les genoux ; l'éruption pâlit, la langue est dépouillée. Plus de diarrhée. Pas d'albumine.

Le 18, les douleurs rhumatoïdes qui ont été très vives jusqu'ici diminuent d'acuité. La desquamation commence au niveau des avant-bras et du ventre ; il existe de la céphalalgie et des sueurs profuses. Langue très rouge. Pas d'albumine.

Le 21, la desquamation s'établit normalement ; la température monte à 40°, le matin, après un examen attentif on découvre quelques fissures sur les mamelons. L'état local au point de vue utérin est parfait.

Le soir, le thermomètre redescend, il n'y a donc pas de complication sérieuse. Pas d'albumine.

Le 23, la peau est en bonne moiteur, il n'y a plus de douleurs dans les articulations.

En examinant les urines, comme on le faisait tous les matins, on trouve pour la première fois de l'albumine en grande quantité, il se forme par l'addition de l'acide nitrique un précipité massif. Régime lacté.

Le 25, la desquamation continue. Même quantité d'albumine. Pas de fièvre, mais les paupières sont bouffies, et le visage est tuméfié.

Le 28, même état, albumine 2 gr. 1/2 par litre.

Le 5 mars, sous l'influence du régime lacté, la quantité d'albumine diminue rapidement. Albumine 0,50 centigrammes par litre. Dans l'après-midi, la malade est assise sur son lit, quand elle est subitement prise d'éblouissements, de vertiges, puis de syncope. Les convulsions cloniques succèdent peu après. Elle eut ainsi dans le courant de la journée 7 ou 8 accès d'éclampsie. Traitement : purgatifs, chloral 4 grammes en potion.

Le 6, il n'y a pas eu de nouvelles attaques. La vue reste un peu trouble. Pas de fièvre.

Le 12, rien de nouveau à noter. La desquamation est presque entièrement effectuée.

La quantité d'albumine reste stationnaire : 0,50 centigrammes à 1 gramme. La lactation a continué à s'effectuer, sans suspension.

Le 26, l'enfant est retiré à la mère qui n'a plus suffisamment de lait. Bains de vapeur. Julep : perchlorure de fer 25 gouttes.

Le 31, même état. Encore un peu d'albumine.

OBSERVATION III (Inédite).

(Recueillie et communiquée par M. le docteur Cheurlot.)

Scarlatine après l'accouchement. — Érythème anormal au début et considéré comme de la scarlatinoïde. — Albuminurie, urémie, douleurs articulaires. Contagion. — Guérison.

Mme C...., 22 ans, bien conformée, primipare, bien réglée (dernière menstruation vers le milieu de mars), est accouchée le 28 décembre au forceps par M. Lucas-Championnière, d'un enfant du sexe masculin, pesant 4 kil. 500.

Le volume de l'enfant rend l'extraction pénible; le dégagement des épaules est particulièrement difficile et se fait avec une petite déchirure de la commissure inférieure. Contusion de la lèvre gauche. Placenta énorme, délivrance normale suivie d'une métrorrhagie. Malgré l'injection sous-cutanée de deux seringues d'ergotine (solution Yvon) et la compression méthodique du globe utérin, il y a tendance à l'inertie utérine pendant quatre heures. Faiblesse grande, nausées, état demi-syncopal.

Cathétérisme : la vessie contenait une grande quantité d'urine, l'examen n'y révèle aucun produit anormal. Après la délivrance, une injection vaginale avait été pratiquée avec la solution phéniquée forte.

Des compresses imbibées de la solution faible sont maintenues à demeure sur la région vulvaire.

Dans la nuit du 29 au 30, vomissement et fièvre, *sans frisson.* P. 120. T. 39,6.

Le lendemain matin, P. 130. T. 40°. Ventre plat, parfaitement indolore. Utérus revenu sur lui-même, à trois travers de doigt au-dessous de l'ombilic. Lochies sanguinolentes et sans odeur. Œdème vulvaire plus prononcé à gauche qu'à droite; eschares superficielles des lèvres. Urine noire, sans albumine.

Langue sèche, fendillée, dysphagie, pas d'angine, torticolis, sans le moindre engorgement ganglionnaire. Aucune poussée congestive du côté des seins.

En l'absence de tout symptôme abdominal et thoracique, le docteur L. Ch. croit à une fièvre traumatique; il explique l'état de la langue par l'absorption de l'acide phénique, dont l'urine noire est une preuve évidente.

Du 30 au 31, l'état devient plus grave; fièvre plus violente. T. 41°. P. 130. Délire, insomnie, diarrhée. Aucun symptôme de lymphangite utérine. Œdème de la lèvre gauche augmenté; eschares grisâtres. Lochies normales.

Le 31 au soir, M. le docteur Siredey, appelé en consultation, ne trouve aucune maladie organique ; mais n'admettant pas que le traumatisme de la vulve puisse donner une fièvre avec 41° de température, réserve son diagnostic.

Du 31 décembre au 1ᵉʳ janvier, nuit très agitée, délire avec phénomènes ataxiques ; la malade veut quitter son lit. Dans la matinée le calme survient, et à neuf heures MM. Siredey et L. Championnière constatent sur les jambes, sur le tronc, et plus particulièrement à la partie postérieure du corps un exanthème scarlatineux typique. Les urines ne contiennent pas d'albumine. Pas d'angine.

M. L. Ch... se croit en présence d'un exanthème scarlatiniforme analogue à ceux qu'il a observés à la Maternité de Cochin, et dont il a fait une relation fort intéressante, dans son journal (1879), exanthème qui, par sa marche, sa durée, sa propriété remarquable de récidiver à brefs délais, et surtout sa non-transmissibilité, ne ressemble en rien à la scarlatine. M. Siredey est moins catégorique.

Le 1ᵉʳ janvier, légère amélioration. Mais le soir, la fièvre qui s'était calmée reprend avec la même violence, et la malade délire toute la nuit. Angine érythémateuse. Miction difficile, on est obligé de sonder la malade tous les jours.

Le 2 janvier, défervescence notable. T. 38°. P. 96. Nuit plus calme, l'éruption s'est étendue à tout le corps, elle est d'un rouge vif, granitée. L'angine est peu intense. Il se développe des douleurs rhumatismales dans les épaules et les coudes. La langue est sèche, et rouge sur les bords; l'amélioration se maintient les jours suivants.

Le 4 janvier, Mlle L..., maîtresse sage-femme, âgée de 26 ans, qui gardait Mme C..., est prise d'un mal de gorge avec torticolis, sans fièvre.

Le 5, Mlle L... se plaint d'une violente courbature. Fièvre. La gorge est rouge, les ganglions sous-maxillaires, légèrement tuméfiés, sont douloureux. Aucun exanthème.

Le 6, elle se met au lit ; vomissements, diarrhée, fièvre violente.

Le 9, apparition d'un exanthème, qui se généralise, atteint son maximum le 11, et présente tous les caractères de l'exanthème scarlatineux. A partir de ce moment, cette scarlatine suit son cours normal et sans aucune complication.

Or, Mlle L... n'avait pas quitté Mme C... depuis le 27 décembre, et n'avait pu contracter la scarlatine qu'à son chevet.

L'éruption présentée par Mme C.... n'était donc pas un exanthème analogue à ceux qui accompagnent les maladies infectieuses, mais un exanthème de scarlatine.

Du reste, à défaut de cette preuve, les complications, qui surviennent ensuite chez la jeune accouchée, ne laissent aucun doute à cet égard : Rhumatisme polyarticulaire, albuminurie, anasarque (24 janvier), accidents urémiques, vomissements, céphalalgie, ralentissement du pouls. P. 54. Abaissement de la température, 56°.

Le 28 janvier, apparition des règles. Avec l'écoulement de sang la congestion rénale semble disparaître ; l'albumine diminue dans les urines, la polyurie s'établit, l'anasarque tombe, les accidents urémiques cessent. L'albumine s'est montrée dans les urines pendant encore quinze jours, mais en quantité excessivement faible.

La desquamation s'est effectuée très lentement, par grands lambeaux ; le soixantième jour de la maladie elle n'était pas encore terminée, et Mme C... n'avait pas quitté son lit.

Aujourd'hui 51 mars, la faiblesse est encore grande, la marche pénible, surtout de la jambe gauche plus particulièrement éprouvée par le rhumatisme, mais tout fait espérer un complet rétablissement.

L'enfant de Mme C..., et la nourrice, âgée de 21 ans, qui n'ont été éloignés que le jour où la scarlatine s'est déclarée chez Mlle L..., n'ont pas été atteints par la maladie.

OBSERVATION IV (Inédite).

Nous laissons la parole à Mlle Lugat, ancienne aide sage-femme à la Maternité, qui a bien voulu rédiger son observation et nous la remettre :

Le dimanche 9 janvier, en m'éveillant, je ressens un léger mal de gorge, c'était de la gêne, du picotement plus que de la douleur véritable, il n'y avait pas de difficulté pour déglutir ; dans la soirée le mal avait un peu augmenté.

Le 10, je me couche comme les jours précédents à six heures du matin, mais je me réveillai plusieurs fois, gênée par la chaleur que j'éprouvais, et les picotements que j'endurais au niveau des épaules et de la poitrine. Il n'y avait pas de rougeur. Je passais par des alternatives de chaud et froid, c'étaient de petits frissons.

Le 11, la gorge me fait sérieusement mal, j'avale difficilement en mangeant, ma salive est aussi péniblement déglutie. Je me mets de l'ouate autour du cou, et ne prends plus comme aliment que des potages. M. Siredey, qui venait voir ma malade, m'examina ; j'avais une angine érythémateuse, sans exsudat, mais intense ; il ne trouva aucun autre phénomène, mais la fièvre était forte ; il fallait donc attendre pour se prononcer sur ce qui allait se produire, il me recommanda de garder le repos, de me mettre au lit, et de ne prendre que du lait.

Le soir, grand frisson, j'eus beaucoup de peine à me réchauffer, et cependant la température de la chambre était de 19°. J'avais une forte fièvre.

M. C... me fait prendre du sulfate de quinine 0,30 centigr. J'avais beaucoup de difficultés à avaler ma tasse de lait. La nuit, presque pas de sommeil, mais agitation incessante.

Le 12, je voulus me lever, pensant que je n'avais qu'une simple angine, mais cela me fut impossible, je ne tenais pas sur mes jambes. Le malaise augmenta : nausées, vomissements, diarrhée abondante toute la journée. Je ressentais une chaleur vive par tout le corps, et comme des picotements sur les poignets et au niveau du coude. Ce n'est que le soir que l'on constate une légère rougeur en ces points. Régime lacté.

Le 13, l'angine est en résolution, mais l'éruption est apparue cette nuit, elle est très nette, vive de rougeur, au cou, aux reins, et aux membres inférieurs. Il n'y a plus de doute, c'est une scarlatine. On m'isola dans une chambre éloignée des autres pièces, et on éloigna l'enfant et la nourrice que l'on gardait, sans préoccupations, auprès de Mme C... que l'on croyait atteinte d'une simple scarlatinoïde. Pas de garde-robe, miction normale.

Le 14, la gorge va mieux, mais je ressens une démangeaison intolérable sur tout le corps, et particulièrement aux membres inférieurs. La langue est un peu sèche, et rouge. Douleurs articulaires dans les genoux. Pas de garde-robe. Potages et lait.

Le 15, mieux. Un œuf à la coque. Pas de selles.

Le 16, plus d'angine, plus de fièvre, l'éruption est éteinte. Une garde-robe.

Le 21, la desquamation commence aux orteils, puis aux poignets. Je me sens bien et commence à me lever ; mais M. Siredey me recommande de garder encore la chambre et le lit.

Je me levai définitivement le 1ᵉʳ février, et pus quitter la maison ; à partir de ce jour, j'examinai chaque matin mes urines, je n'y trouvai jamais d'albumine, elles contenaient seulement des sels. Je pris un bain le 10 février, et à la fin du mois la desquamation était finie.

OBSERVATION V (Inédite).

Scarlatine consécutive à l'accouchement. — Hésitations dans le diagnostic au début. — Douleurs articulaires. — Desquamation caractéristique. — Guérison.

M... (Émilie), 23 ans, primipare. Entre le 23 décembre 1880 à la salle Sainte-Anne, n° 8, hôpital Lariboisière (service de M. Siredey).

Accouchement le même jour, normalement, d'un enfant à terme.

Cette femme a eu la scarlatine à l'âge de 14 ans.

Pas d'accidents les premiers jours, l'utérus rétrocède régulièrement, les seins se gonflent, il n'y a pas de céphalalgie, ni de fièvre. Lochies normales, pas de déchirure.

Dans la nuit du 25 au 26, la malade éprouve une vive chaleur générale, elle a mal à la tête, la gorge est sèche, elle a une soif ardente, elle n'a pas de frissons.

Le 26, à la visite on remarque une vive rougeur de la face, et en découvrant la malade, on voit que le cou, les bras, au niveau des articulations du coude principalement, sont le siège d'une éruption pointillée, s'effaçant momentanément sous le doigt. Rien sur le ventre, ni sur les cuisses.

Il n'y a rien à la gorge, la peau est sèche, chaude, il y a une fièvre vive, la langue est saburrale.

Cette éruption n'a pas encore de caractère bien déterminé, elle semble se rapprocher, en l'absence de l'angine et de la diarrhée, de l'érythème scarlatiniforme des femmes en couches. Passage à la crèche, n° 6.

Le 27, l'éruption est beaucoup plus nette, elle est scarlatineuse, plus intense, elle s'est étendue à tout le corps ; la peau est chaude et brûlante (40°,8), les yeux sont injectés, larmoyants; la malade se plaint de gêne dans la déglutition, on voit en effet, en examinant le pharynx, une angine érythémateuse intense, le voile du palais et les amygdales sont tuméfiés, d'un rouge vif, mais il n'y a point d'exsudation. Céphalalgie, soif vive, anorexie. Rien du côté de l'abdomen, l'utérus revient dans son enceinte. C'est bien une scarlatine.

Le 29, l'éruption pâlit, et les phénomènes généraux perdent de leur intensité. Température : 40° et 40°,6 le soir. Pas d'albuminurie.

Le 31, rien de spécial à noter. L'éruption est presque entièrement éteinte. La fièvre est moins élevée.

Le 2 janvier 1881 (la suite de cette observation m'a été obligeamment remise par M. Quantin, externe, reprenant le service), la desquamation commence sur la poitrine. Plus d'angine. Douleurs articulaires dans les doigts, mais sans gonflement. Pas d'albuminurie.

Le 5, desquamation des mains, des bras, de la poitrine; sur la face, les écailles épidermiques sont peu larges. Douleurs rhumatismales dans les articulations des poignets, des coudes, et des épaules. Frictions avec : Vaseline 60 grammes, acide tartrique 2 grammes.

Le 6, la desquamation continue. Pas d'albuminurie. Les douleurs, ambulantes, parcourent les membres inférieurs et affectent les articulations du genou et du pied.

Le 7, même état. Douleurs vives dans les coudes.

Le 15, l'épiderme est en grande partie renouvelé; cependant à la plante des pieds, la desquamation se fait encore par grands lambeaux. Pas d'albuminurie.

Exeat, guérie, le 1er février.

OBSERVATION VI (Inédite).

(Recueillie par M. Comby, interne du service.)

Scarlatine consécutive à l'accouchement. — Albuminurie, accidents urémiques. — Métrorrhagie critique. — Desquamation légère. — Guérison.

G... (Louise), 23 ans, couturière, primipare. Entre le 4 mars 1881 à la salle Sainte-Anne, n° 1, hôpital Lariboisière (service de M. Siredey).

Accouchement normal à terme. Légère déchirure du périnée.

Le 5, soir, la malade a une fièvre vive (40°,8), elle a eu un frisson dans la journée, elle se plaint de céphalalgie, de soif, le ventre est ballonné et sensible, l'utérus est gros et dur. Pas de nausées, pas de vomissements.

Le 6, fièvre vive (41°), malaise et céphalalgie, mais pas de détermination locale bien accentuée, le ventre est moins météorisé et moins sensible. Rien à la gorge, rien aux seins.

Les lochies ont de l'odeur.

Elle descend le 7 mars à la crèche, n° 1.

Le 7, on trouve une rougeur vive répandue sur le ventre, les cuisses et les jambes. C'est un pointillé très foncé sur un fond uniformément rouge. L'érythème disparaît momentanément à la pression.

Le 8, angine, langue saburrale, très chargée, gencives tuméfiées et rouges, on trouve pour la première fois de l'albumine dans les urines.

Le 9, l'état général s'aggrave, la malade a du délire, l'éruption est plus intense ; il n'y a pas de convulsions éclamptiques, pas de vomissements, pas de douleurs du côté du ventre, les lochies sont abondantes et ont encore de l'odeur.

Le 10, au délire a succédé le coma, le pouls est très fréquent et extrêmement petit, la température baisse, l'éruption pâlit, la langue est sèche. Albuminurie.

Le 11, le pouls est plus fort, il devient appréciable, la malade sort de sa torpeur, la température reste aux environs de 38°, la langue se dépouille, la soif est moins vive. Plus de délire, pas de tuméfaction du ventre, ni de douleurs abdominales vives, l'utérus n'est pas encore revenu à son état normal, il est gros et couché dans la fosse iliaque gauche.

Rétention d'urine ; cathétérisme.

Le 12, métrorrhagie abondante. Amélioration. Pas de fièvre.

Le 14, la desquamation commence au niveau du ventre et des cuisses.

Le 16, la malade accuse des douleurs dans les articulations de l'épaule et du coude gauches. Il existe toujours de l'albumine dans les urines (1 gramme par litre).

La malade est mieux et demande à manger. Régime lacté. Desquamation très peu accusée.

Le 31, l'utérus est complètement revenu.

La malade est encore dans le service (5 avril), en convalescence.

OBSERVATION VII (Inédite).

(Recueillie par M. Coudray, interne des hôpitaux.)

Scarlatine après l'accouchement. — Angine. — Éruption normale. — Miliaire. — Douleurs articulaires. — Pas d'albuminurie. — Desquamation. Guérison.

B.... (Alice) entre le 18 mars 1881 à la salle Sainte-Anne, n° 22, hôpital Lariboisière (service de M. Siredey).

Elle accouche le même jour, normalement. La délivrance se fait bien.

Le 21 mars (3ᵉ jour après l'accouchement), la malade a le soir de la fièvre (40°,5), de la céphalalgie, pas de vomissements, mais une angine légère, avec gêne de la déglutition, et sentiment de constriction; on voit en la découvrant une éruption rouge disséminée sur le ventre, et la partie interne des cuisses.

On transporte le lendemain cette femme à la salle Sainte-Élisabeth, n° 33 (service de M. Constantin Paul).

Le 22, l'éruption occupe le ventre, où elle offre le type uniforme; les mamelles, où la rougeur pointillée est séparée de celle du côté opposé par un espace de peau intacte, tranchant vivement par sa coloration blanche sur la rougeur des parties voisines. Aux bras, aux avant-bras, aux cuisses et aux jambes, la rougeur encore pointillée occupe, suivant la remarque classique, la peau dans le sens de la flexion et du côté interne du membre. Le cou est également coloré, mais l'intensité de la rougeur à ce niveau est beaucoup moindre. Aucune trace d'éruption n'existe au visage[1]. Sur toutes ces parties siège une miliaire à vésicules petites et nombreuses qui donnent à la peau un aspect chagriné et un toucher rude. L'angine persiste avec les caractères du début; il n'existe pas de dépôt pultacé. Pas d'albumine dans les urines.

---

1. C'est un caractère considéré comme propre à la scarlatinoïde.

On peut écrire sur le ventre de la malade le nom de sa fièvre, et le tracé persiste pendant une ou deux minutes. La langue est couverte d'un enduit jaunâtre, épais.

Le 24, l'éruption commence à pâlir, la fièvre est moins vive ; on voit là où siégeait la miliaire une desquamation circulaire au pourtour des vésicules desséchées. La rougeur du pharynx a disparu.

La langue desquame rapidement et devient très rouge. On note des douleurs rhumatismales dans les articulations de l'épaule et du coude, du côté droit.

Le 27, la rougeur a complètement disparu, et l'éruption miliaire est en pleine desquamation furfuracée.

Le 5 avril, la malade est encore dans le service, il n'y a plus de fièvre, plus d'angine, on commence à voir la desquamation épidermique se dessinant à l'extrémité des doigts, à la pulpe.

Pas d'albumine dans les urines.

OBSERVATION VIII (Inédite).

(Recueillie par M. Comby, interne des hôpitaux.)

Scarlatine après l'accouchement. — Angine insignifiante. — Éruption nette, sans miliaire. — Pas d'albuminurie. — Guérison probable (la malade est encore dans le service).

B... (Caroline), 21 ans, entre le 27 mars 1881 à la salle Sainte-Anne n° 21, hôpital Lariboisière, (service de M. Siredey).

Pas de scarlatine antérieure. Primipare. Accouchement normal le 27 mars. Délivrance régulière.

Le 28, dans la journée, elle a un frisson d'une demi-heure, puis la fièvre s'allume, elle a 40°,5. On ne constate pas de météorisme abdominal, pas de sensibilité péritonéale. Un peu de céphalalgie, pas d'angine, pas d'éruption.

Le 29, la fièvre persiste, la malade se plaint de douleurs en avalant, la gorge est en effet rouge, mais il n'y a pas de produits pultacés ; l'éruption scarlatineuse commence à se dessiner au niveau du cou, des seins, des avant-bras et de l'abdomen. C'est une teinte un peu rouge, avec un granité à peine appréciable. Diarrhée. Montée du lait.

Le 30, la coloration est beaucoup plus vive, surtout au niveau du cou et des coudes. Pas d'intensité du côté du pharynx.

Le 31, un peu d'agitation, la fièvre est très élevée, l'éruption passe à la couleur rose, la langue, jusqu'ici pâteuse, commence à se desquamer.

Pas d'albuminurie.

Le 1er avril, la malade est mieux, la peau est moins chaude, la fièvre tombe. La gorge est normale.

Le 2, on ne voit presque plus les traces de l'éruption ; la langue, maintenant dépouillée, n'a pas une coloration anormale et ne présente pas l'aspect d'une fraise, comme on le trouve indiqué dans la plupart des classiques.

Le 3, la desquamation commence au niveau des avant-bras, en petites écailles. Bon état général. Pas d'albumine dans les urines.

La malade est convalescente dans le service.

OBSERVATION IX (Inédite).

(Communiquée par M. le docteur Garran de Balzan.)

Phlegmatia alba dolens après l'accouchement. — Scarlatine. — Albuminurie. — Urémie. — Éruptions multiples. — Plaques de lymphangite. — Guérison.

Mme D..., âgée de 24 ans, confectionneuse, d'une constitution moyenne, et d'un tempérament lymphatico-nerveux, est accouchée le 7 octobre 1880 de son premier enfant.

L'accouchement a été difficile, et s'est fait au forceps, sous l'influence du chloroforme. Après la délivrance, la malade eut une hémorrhagie assez abondante, qui céda à l'emploi d'injections sous-cutanées d'ergotine.

Le 9, malgré l'usage d'injections phéniquées répétées, elle fut prise de frissons violents, et de douleurs abdominales et lombaires, qui diminuèrent sous l'influence de la médication (sulfate de quinine, cataplasme, pommade mercurielle belladonée, etc.).

Le 13, la malade allait mieux, le lait était monté, et tout accident grave semblait conjuré. L'enfant fut envoyé en nourrice.

Le 21, la malade fut reprise de frissons, de fièvre, de douleurs lombo-abdominales s'étendant surtout dans le membre inférieur gauche. On sentait un léger empâtement le long des vaisseaux à la face interne de la cuisse gauche, et l'on constata l'existence d'une phlébite légère. Cet état dura environ huit jours, et la malade paraissait aller mieux, lorsque le 5 novembre elle se plaignit de mal de gorge. Les amygdales étaient recouvertes d'un exsudat blanchâtre, tuméfiées, le pharynx était rouge, et l'on constata les signes de l'angine pultacée avec les phénomènes généraux habituels, fièvre légère, inappétence, état nauséeux.

Le 11, la température axillaire atteignait 40°,8, et l'on remarquait sur la peau l'existence de plaques rouges, qui n'étaient autres qu'une éruption scarlatineuse. Cette rougeur débuta par la cuisse gauche, de là s'étendit au ventre et à l'épaule droite ; le lendemain la généralisation était complète, et l'éruption s'était étendue à tout le corps. La langue était recouverte d'un enduit blanchâtre, et la gorge se présentait à l'examen sous l'aspect décrit plus haut.

On constatait en même temps une légère bouffissure de la face ; cet œdème se généralisa, et gagna rapidement tout le corps. Albuminurie.

Les jours suivants, l'état général paraissait s'améliorer, la fièvre diminuait, la peau présentait une rougeur moins vive, et par places une desquamation furfuracée, l'anasarque commençait à disparaître. La malade allait mieux, lorsque le 17 novembre elle eut une nouvelle poussée. La fièvre fut très vive, la température atteignit 41°, et les symptômes généraux furent très graves : vomissements bilieux ou alimentaires, crises nerveuses et syncopes. Les urines étaient devenues rares et légèrement troubles.

Le 18 au soir, la malade avait une dyspnée intense.

Le 19, le docteur Cadet de Gassicourt, appelé en consultation, ordonna des bains à 35°, et pour lui, malgré les symptômes indiqués précédemment, il n'y avait pas lieu de penser à une scarlatine, vu la longue durée de l'affection. Les urines contenaient une très légère quantité d'albumine.

Le 21 novembre, dyspnée intense allant jusqu'à l'orthopnée. On constatait l'existence de râles sibilants dans toute l'étendue de la poitrine. L'anasarque était considérable.

La dyspnée diminua, grâce à la potion suivante :

Julep gommeux	90
Oxymel scyllitique	30
Extrait de stramonium	0,02
Kermès	0,10
Teinture de belladone	1

Les jours suivants, la fièvre continua à être vive, le thermomètre marquait 41°. Les symptômes d'une angine intense persistaient. L'anasarque était très marquée, les urines légèrement albumineuses. Çà et là des traces de desquamation.

Le 23, la dyspnée augmente et devient très intense. Les phénomènes généraux s'aggravent.

Le 26, attaques d'éclampsie. L'état de la malade est très grave.

Cet état dura pendant plusieurs jours, la dyspnée se produisait par poussées, alternativement avec les poussées scarlatiniformes qui se montraient du côté de la peau. Il y eut environ huit ou neuf poussées de ce genre, dont la durée était en raison inverse de l'acuité.

La peau se fendillait, et laissait suinter une sérosité assez abondante.

Vers le commencement de décembre, la malade allait mieux, la desquamation des extrémités se fit en doigt de gant, et celle du reste du corps fut très abondante, et dura pendant plusieurs semaines, revêtant le type de la desquamation furfuracée. L'anasarque diminuait. La convalescence fut longue et présenta plusieurs complications : otite, et surdité passagère, chute des cheveux et des poils, chute des ongles, altération de l'émail dentaire, eschares gangréneuses aux pieds.

Enfin le 15 mars la malade, encore très faible, pouvait se lever et faire sa première sortie.

Aujourd'hui la malade est complètement guérie, les cheveux et les ongles repoussent, la jambe gauche est encore un peu indurée. La malade a repris ses occupations.

OBSERVATION X (Inédite).

(Recueillie par M. le docteur Pinard, professeur agrégé à la Faculté de médecine.)

Éruption scarlatineuse chez une femme accouchée depuis quinze jours.

Mme P..., âgée de 22 ans, primipare, accouche spontanément et à terme le 30 janvier 1881.

Les suites de couches furent naturelles jusqu'au 14 février.

La montée laiteuse qui eut lieu 48 heures après l'accouchement fut accusée, mais sans provoquer d'accélération du pouls, ni d'élévation de température.

L'involution utérine était régulière.

Le 14 février, Mme P... éprouva quelques malaises : un peu de céphalalgie et quelques nausées.

Le 15, le pouls qui était resté stationnaire s'éleva à 100. La température à 38°.

Le 16, même état, mais Mme P... se plaignit d'avoir mal à la gorge. Les amygdales étaient volumineuses et très rouges. Pouls 112. Temp. 39°.

Le 17, l'angine est plus intense.

En examinant la poitrine je découvre de larges plaques irrégulières, très rouges et ne faisant pas saillie, quelques plaques semblables sont observées au niveau de la paroi abdominale et des membres inférieurs. Rien au visage. En présence de ces symptômes, je posai le diagnostic de scarlatine ou d'éruption scarlatiniforme.

N'étant pas très sûr de mon diagnostic, craignant de me trouver en présence d'une véritable scarlatine, et ne voulant pas servir de transport au contage près de mes nouvelles accouchées, je m'abstins dès lors de voir Mme P...

J'ai su que l'éruption avait disparu le lendemain ainsi que l'angine, et que quatre jours après Mme P... se portait bien. Malgré tout elle resta à la chambre encore quinze jours, et aujourd'hui la santé est parfaite.

La garde très intelligente et instruite m'a affirmé qu'il n'y avait eu aucune desquamation.

Je dois ajouter que les parents de cette dame, qui avaient chez eux une petite fille atteinte de la scarlatine le 25 janvier, étaient venus dans la chambre de Mme P... dix jours avant l'apparition de l'éruption.

OBSERVATION XI (Inédite).

Scarlatine après l'accouchement. — Pas d'angine. — Albuminurie. — Deuxième poussée éruptive. — Éruption scarlatineuse de l'enfant, avec miliaire. — Guérison des deux malades.

C... (Joséphine), 29 ans, domestique, entre le 17 janvier 1880 à la salle Sainte-Anne (n° 16, hôpital Lariboisière (service de M. Siredey).

Elle accouche régulièrement le même jour, à cinq heures du matin, la délivrance se fait bien.

Le 18, nous constatons à la visite du soir que la malade a une fièvre vive, la face est injectée, elle se plaint de maux de tête, la peau est brûlante et couverte de sueurs, T. 41°,5 ; elle a, du reste, eu un frisson d'une demi-heure.

Le 19, l'utérus suit son involution normale, il n'y a pas de douleur de ventre, pas de météorisme, pas de vomissements, les lochies sont normales, non fétides, il n'y a pas de déchirure du périnée, ni d'excoriations mammaires ; pas d'angine, pas d'éruptions, et cependant la malade se plaint des mêmes malaises qu'hier, et elle a une fièvre aussi accentuée.

Le 20, l'éruption a apparu cette nuit, c'est un érythème rouge, formant un pointillé très fin au niveau des articulations du coude, du poignet et de l'épaule ; il est beaucoup moins prononcé au pourtour des genoux et des articulations du cou-de-pied, un peu plus vif à la partie interne des cuisses, et sur la totalité de l'abdomen, ce sont de véritables bandes de couleur rouge, plutôt que des plaques laissant des portions de peau saine.

L'examen de la gorge ne donne qu'un résultat insignifiant : les piliers et le voile du palais sont plus injectés qu'à l'état normal, mais il n'y a pas de tuméfaction des amygdales, pas d'exsudat, pas de gonflement des ganglions sous-maxillaires, aucune douleur du reste, aucune gêne de la déglutition. Le soir, la température est de 40°,5.

On saupoudre le corps d'amidon, et la malade descend à la crèche (n° 7).

Le 21, l'éruption est dans toute sa vivacité. Pas d'angine accentuée ; la langue se desquame.

Le 22, toujours pas de troubles pharyngiens, l'éruption s'éteint, la température est encore élevée (38°,5). Les urines contiennent quelques flocons d'albumine.

Mais *l'enfant* qui avait continué à prendre le sein présente aujourd'hui une coloration uniformément rouge. C'est un pointillé saillant sous le doigt ; la pression modérée de la peau, ou la rayure de l'ongle sur l'abdomen laisse une traînée blanche qui rougit très rapidement après ; sa température personnelle, prise soigneusement, est de 56",6.

Le 23, la desquamation commence sur les bras et sur les jambes, mais la température est remontée (40°) et on note une nouvelle éruption vive sur le cou, et au niveau de la fourchette sternale.

Quant à *l'enfant* il est encore de la teinte de l'écrevisse.

Le 24, plus d'éruption, la desquamation s'étend sur tout le corps, en petites écailles, de légère dimension. Albuminurie.

L'enfant devient rose, et on voit maintenant une éruption miliaire très manifeste, à petites vésicules transparentes, mais limitée au front, à la face, et aux orbites ; la température n'a pas atteint 37". Rien de particulier à la gorge.

Le 5 février, la mère demande sa sortie, elle est encore en desquamation, mais elle n'a plus d'albuminurie ; *l'enfant* ne présente plus d'éruption, et on n'a pas encore constaté de desquamation.

OBSERVATION XII (Inédite).

(Observation recueillie par M. Cassas, externe des hôpitaux.)

Scarlatine consécutive à l'accouchement — Bénignité des phénomènes du début. — Au moment de la desquamation : Albuminurie, puis anasarque, hydrothorax, œdème pulmonaire. — Guérison.

La nommée F. L..., âgée de 19 ans, couturière, d'un tempérament lymphatique, et d'une constitution moyenne, entre au commencement du mois de septembre 1873, salle Sainte-Anne (service de M. Siredey).

Elle accouche le lendemain de son entrée à l'hôpital ; l'accouchement se fait normalement, et la malade allait bien, lorsqu'au cinquième jour elle fut prise d'une fièvre assez vive ; on constate en même temps l'apparition sur les bras d'abord, puis sur le ventre, d'une éruption caractérisée par de très petites taches rouges, non saillantes, laissant entre elles des parties saines, et ressemblant un peu à de la rougeole. L'éruption se généralise en quelques jours. En même temps la malade se plaint du mal de gorge; à l'examen du pharynx, on trouve de la rougeur au niveau de l'isthme du gosier, pas d'enduit pultacé, pas d'engorgement au niveau des ganglions sous-maxillaires, qui sont à peine douloureux; la malade avait donc une angine très légère, et accusait peu de douleur. Ces symptômes d'angine furent remarquables par la brièveté de leur durée et par leur bénignité.

En même temps la sécrétion lactée manque complètement. La malade avait de l'inappétence, de la diarrhée, qui alla en augmentant (quinze selles en une matinée), puis peu à peu, sous l'influence de la médication (diascordium, s.-nitr. de bismuth), ces phénomènes s'amendèrent, et, au bout de huit à dix jours, la malade allait bien, n'ayant plus qu'une très légère diarrhée. Elle paraissait guérie, et allait partir pour le Vésinet le 15 octobre, lorsqu'on remarqua une légère bouffissure de la face. A l'examen, on constata en même temps une desquamation, qui se faisait par larges plaques sur les mains et les pieds, et était furfuracée sur la face, le cou, le ventre et la partie supérieure des cuisses. L'anasarque était surtout évidente à la face, mais elle existait aussi, quoique moins prononcée, sur tout le corps. L'examen des urines révéla l'existence de l'albumine, qu'on trouva en grande quantité. L'œdème parut augmenter les jours suivants, puis il resta limité à la face.

L'état général ne s'aggrava pas. Régime lacté.

La malade reste dans le même état, jusqu'au 23 octobre, jour où elle est prise le soir d'une dyspnée assez intense. Le lendemain matin la dyspnée avait encore augmenté, et on constate à l'auscultation les signes de l'œdème pulmonaire. Les urines sont très albumineuses.

Malgré l'emploi de révulsifs énergiques, l'état général de la malade s'aggrave et le lendemain on la trouve dans l'état suivant : l'anxiété est considérable, les traits sont altérés, les extrémités refroidies, elle a de l'orthopnée (64 respirations par minute). Le pouls est fréquent et petit (132) et la malade a eu du subdelirium pendant la nuit.

L'anasarque est considérable, la peau est très sèche; les urines manquent complètement. Les selles sont rares et accompagnées de ténesme rectal.

L'état reste à peu près le même pendant les deux jours qui suivent ; cependant le 25 au soir, la malade paraît aller un peu mieux ; elle a moins de dyspnée, la chaleur est revenue aux extrémités ; la nuit précédente a été assez bonne. La malade a eu huit ou dix selles. A l'auscultation, on constate que les signes de l'œdème pulmonaire sont moins marqués, et qu'il y a un épanchement pleural du côté droit. Le lendemain 26 octobre, les urines sont revenues, mais sont encore très peu abondantes et très albumineuses. La malade a un peu de diarrhée.

Cet état reste à peu près stationnaire jusqu'au 30 ; à partir de ce moment la malade va mieux et l'amélioration s'affirme tous les jours. Les urines sont revenues en quantité normale; l'albumine persiste, mais sa diminution est notable; les selles sont régulières. Le pouls est moins fréquent, la respiration plus régulière, et les signes d'œdème pulmonaire sont limités au tiers inférieur. La sonorité est normale; le murmure vésiculaire s'entend dans toute l'étendue de la poitrine, et même à la base à droite, où siégeait l'épanchement pleural. La desquamation est terminée.

Le 8 novembre, la malade est en convalescence : l'albumine a complètement disparu, et il ne reste plus d'œdème.

Le 19, la malade continue à bien aller. Il n'y a plus de traces d'anasarque, d'œdéme pulmonaire, d'épanchement pleural, ni même d'albuminurie. L'appétit est revenu, et les digestions se font bien.

La peau a recouvré sa souplesse et sa moiteur normales. Les règles n'ont pas encore reparu.

La malade quitte l'hôpital, guérie, le 8 décembre.

OBSERVATION XIII.

(Tirée de la thèse de M. Almeras, 1862.)

État puerpéral — Éruption prise d'abord pour un érythème scarlatiniforme ; symptômes tardifs de scarlatine: desquamation caractéristique, albuminurie, — Douleurs articulaires — Guérison.

Le 5 décembre, est entrée à l'hôpital Saint-Louis, salle Saint-Ferdinand, n° 25 (service de M. Hardy), la nommée Caroline S..., âgée de 24 ans.

Cette femme, de forte constitution, à cheveux noirs, nous dit s'être toujours bien portée ; elle n'a gardé le souvenir d'aucune indisposition l'ayant obligée à garder le lit. Réglée à 15 ans, la menstruation a toujours été régulière et abondante.

Le jour même de son entrée, elle accouche, à terme, d'un enfant bien constitué ; jusqu'au 5 décembre, rien de particulier.

A cette date, la malade éprouve, dans la journée, un sentiment général de prurit et de démangeaison à la peau.

Le 6, plus de démangeaison, pouls à 100. La malade nous dit avoir eu des sueurs profuses dans la nuit.

Les mains présentent, à leurs faces dorsale et palmaire, un piqueté semblable à des morsures de puce, avec mélange de petites taches papuleuses; le tout accompagné d'une rougeur diffuse générale.

Rien aux aisselles ; le thorax est légèrement rouge ; le ventre est couleur d'écrevisse cuite, les cuisses sont très rouges, ainsi que les genoux, à leurs faces interne et externe.

Les jambes n'offrent pas de coloration anormale. Absence complète de miliaire et de sudamina. La main, promenée sur la peau, sent une chaleur intense des téguments ; mais elle n'éprouve pas l'impression de rudesse et de peau de chagrin remarquable dans la scarlatine. Les muqueuses ne sont point prises ; ni larmoiement, ni injection des globes oculaires ; pas d'épistaxis, pas de trace de catarrhe pulmonaire.

Signes complètement négatifs à la percussion et à l'auscultation.

Langue un peu saburrale, mal de gorge à peine sensible pour la malade, très légère rougeur des piliers du pharynx, amygdales normalement colorées, sans concrétions caséiformes ou pseudomembranes.

Face nette à coloration normale.

Le 7 décembre, pouls à 100, chaleur assez notable de la peau. Ventre moins rouge que la veille, avec sentiment de démangeaison. Légère rougeur aux genoux, à leurs faces interne et externe ; encore un peu de rougeur aux plis des coudes et aux mains. Langue nette, très légère teinte rouge du pharynx, sans concrétions sur les amygdales. Pas de mal de gorge. Absence de miliaire et de sudamina, pas de larmoiement, la toux, le catarrhe pulmonaire et l'épistaxis font complètement défaut.

Face nette à coloration physiologique. L'enfant, qui couche avec sa mère et prend le sein, n'a pas d'éruption et se porte bien.

La malade a autant de lait que ces jours derniers.

Le 8, pouls à 90, peau chaude ; pas de catarrhe pulmonaire ou autre, pas de toux ; rien à la percussion ni à l'auscultation.

Ventre très rouge, de couleur foncée ; les cuisses ont la même teinte.

Mains tachetées de petits points papuleux, ainsi que les avant-bras ; jambes indemnes de toute éruption.

Le thorax a sa coloration normale, les bras également. Le cou présente de petites plaques rouges diffuses. La coloration du cou n'est pas aussi accusée que celle du ventre et des cuisses.

Langue bien nette sur les bords, avec bande blanche au centre, ne présentant point l'aspect de la langue scarlatineuse avec ses papilles hérissées.

Coloration naturelle du pharynx, avec absence de mal de gorge. Pas de concrétions sur les amygdales, pas de sudamina, pas de miliaire.

La malade ressent quelques étourdissements. Les urines, traitées par la chaleur et par l'acide nitrique, ne donnent aucun précipité. L'enfant, qui couche avec sa mère, n'a aucune éruption et se porte bien.

Le 9, pouls à 68, peau à chaleur normale, état général excellent. Pas de toux, pas de catarrhe ; absence de larmoiement et d'épistaxis. Pharynx à coloration ordinaire, sans douleur ni concrétions. Langue rouge sans papilles hérissées comme dans la scarlatine.

Rougeur encore assez marquée sur le ventre, la poitrine et les bras, peu manifeste aux points précédemment envahis.

Miliaire sur le ventre. Les urines traitées par la chaleur et l'acide nitrique ne donnent rien. Jusqu'à ce jour on avait cru à un érythème scarlatiniforme, à cause de l'absence des caractères pathognomoniques de la scarlatine, mais la présence de la miliaire fait concevoir des doutes et on attend.

Le 10, pas de fièvre, peau à chaleur normale ; *langue partout uniformément très rouge, avec papilles légèrement saillantes.* Absence de mal de gorge, de toux, de catarrhe, de larmoiement et d'épistaxis.

Miliaire en abondance sur le ventre, avec commencement de desquamation furfuracée ; rudesse spéciale de la peau au frôlement de la main. Il existe encore quelques points rouges sur les bras, nulle part ailleurs.

Douleurs arthritiques dans les poignets ; l'enfant tète bien ; absence de fièvre chez la mère et l'enfant.

Le 11, plus de rougeur ; douleurs très vives des poignets et des bras ; desquamation très légère, toujours un peu de miliaire ; rien de nouveau du côté de la gorge.

Le 12, miliaire persistante, desquamation légère ; les douleurs des bras et des poignets persistent.

Le 13, les douleurs arthritiques ont complètement disparu aujourd'hui ; desquamation très abondante sur le ventre et par larges plaques, pas de desquamation autre part.

Les urines donnent un peu de précipité albumineux à la chaleur.

Le 14, rien de nouveau.

Au bout de quelques jours, la malade sort, sur sa demande formelle, présentant des symptômes marqués d'*albuminurie* et de *desquamation générale par larges écailles et par plaques.*

OBSERVATIONS XIV et XV.

Scarlatines consécutives à l'accouchement recueillies dans le service de M. Bucquoy à l'hôpital Cochin, par M. Colson, interne des hôpitaux[1].

I. La première malade âgée de 22 ans, primipare, avait, avant son accouchement, de l'anasarque et des flots d'albumine dans les urines. On l'accouche le 10 octobre 1876 au moyen du forceps. Deux jours après, elle est prise de frissons violents, de douleurs abdominales, de vomissements, et d'un phlegmon du ligament large du côté droit qu'on traite par les vésicatoires.

1. *Bulletins de la Société clinique*, 7 mars 1877.

Cette affection évolue sans complications, et le 9 janvier la malade s'aperçoit à son réveil qu'elle est couverte d'une éruption morbilleuse pour laquelle on l'envoie dans le service de médecine.

Le 11 janvier, à son entrée, on constate un léger catarrhe oculo-nasal, une rougeur pharyngienne analogue à celle de la rougeole, un peu de toux, quelques râles sibilants dans la poitrine, et en même temps une éruption qui a débuté par la face et qui présente des caractères variables sur les différents points du corps.

A la face et sur le front elle revêt le type scarlatineux, c'est-à-dire qu'elle est caractérisée par de larges plaques érythémateuses d'un rouge intense avec piqueté framboisé; à la racine des membres elle est morbilleuse, constituée par des plaques légèrement saillantes, appréciables au toucher et laissant entre elles des intervalles de peau saine; par place, on remarque la disposition en croissant de la rougeole. Cet exanthème a une coloration rouge vif qui ne disparaît que très imparfaitement à la pression.

Le ventre est ballonné, douloureux; dans la fosse iliaque droite, on sent un empâtement qui remonte jusqu'à l'ombilic; l'utérus n'est pas abaissé, il est fixe, le cul-de-sac latéral droit est effacé. Il n'y a pas de diarrhée. La peau est brûlante. T. axill. 39°,4.

Les jours suivants, la fièvre diminue, les urines contiennent moins d'albumine, l'éruption pâlit à la face et au tronc tandis que sur les membres où elle était morbilleuse, rare et presque exclusivement limitée à l'union du tronc et des membres, elle devient rouge intense avec piqueté framboisé, envahit toute la surface des cuisses, et s'étend du côté des extrémités qui, jusque-là intactes, se couvrent de papules rubéoliques.

L'éruption suit donc une marche descendante allant du tronc vers les extrémités; morbilleuse quand elle apparaît, elle devient scarlatineuse les jours suivants, excepté aux poignets et aux cous-de-pied où elle reste très peu confluente et papuleuse.

Le 15 janvier, la malade est prise de frissons violents, la température monte de nouveau à 39°,6, le ventre se distend, devient douloureux, la malade a des nausées; la face et les membres s'infiltrent; l'albumine qui avait diminué devient plus abondante que jamais.

Cette poussée abdominale s'accompagne de douleur dans la gorge qui est rouge et luisante, la langue est vernissée, et on constate sur le dos une nouvelle poussée d'un rouge moins intense que la première, laissant par endroits des îlots de peau saine qui donnent au dos un aspect marbré.

Le 21 janvier, la fièvre est tombée, le ventre a repris son volume habituel; petit à petit l'œdème et l'albumine ont diminué, puis disparu. La masse qu'on sentait dans la fosse iliaque droite a sensiblement diminué et dépasse le pubis à peine de quelques centimètres.

Le 25 janvier, on voit apparaître quelques squames blanches sur la face et sur le cou; les jours suivants la desquamation s'étend à tout le corps et se fait sous forme d'écailles larges d'un millimètre environ, et persiste jusqu'au 12 février.

A partir de ce moment la malade se lève, reprend des couleurs, et elle part en convalescence le 20 février.

Si au début l'éruption pouvait en imposer pour une rougeole, elle a revêtu plus tard le type franchement scarlatineux, elle a évolué comme une scarlatine, s'atténuant, puis disparaissant petit à petit, d'abord à la face et au tronc, puis sur les membres. La desquamation a été également celle de la scarlatine, elle a commencé par la face le 25 janvier seulement, c'est-à-dire douze jours après le début de l'éruption, alors que sur le tronc et sur les membres la peau était encore mamelonnée, et présentait encore une coloration cuivrée.

II. La deuxième malade, âgée de 24 ans, entre à la Maternité de Cochin le 13 janvier avec les jambes enflées et de l'albumine dans les urines; elle accouche le jour même, le lendemain elle est prise de coliques et de diarrhée abondante, et le 15 à son réveil elle est couverte d'une éruption s'étendant à tout le corps, pour laquelle on l'envoie dans le service de médecine.

A son arrivée la malade n'a pas de mal de gorge, pas de rougeur pharyngienne, pas de catarrhe oculo-nasal, elle ne tousse pas. Elle est couverte d'une éruption érythémateuse d'un rouge intense, presque lie de vin, avec piqueté framboisé s'étendant à toute la surface du corps, mais plus intense sur le tronc et au pli de l'aine.

Sur les parties déclives, aux mollets par exemple, le piqueté est plus prononcé encore, et s'accompagne d'un pointillé purpurique.

Cette éruption forme de larges plaques sans intervalles de peau saine.

La fièvre est très intense, la peau brûlante. P. 124, T. 40°,2. La malade urine sous elle, elle a une diarrhée abondante.

Le 18 janvier, l'éruption a en partie disparu à la face; elle est stationnaire sur le tronc; plus intense sur les membres. Sous l'influence de l'opium, la diarrhée s'est modérée, mais la malade se plaint de douleurs de ventre, elle a vomi ses aliments. T. 40°,4.

Le 19, la malade se plaint de légères douleurs dans la gorge qui est rouge, la langue est luisante, dépouillée de son épithélium; les poignets sont le siège de douleur avec épanchement synovial dans la gaine des extenseurs communs des doigts. L'éruption diminue sur le thorax, reste très intense sur l'abdomen et sur les membres.

Sur le ventre et la racine des cuisses, il y a des vésicules de miliaire très confluentes. Les menaces de péritonite ont disparu, mais la diarrhée a de nouveau reparu : il y a eu six garde-robes liquides pendant la journée. T. 40°,4.

Jusqu'à présent la malade n'a eu ni céphalalgie ni délire, elle tousse très peu, on constate un peu de matité avec diminution des vibrations thoraciques, et égophonie à la base du poumon droit. Il n'y a rien d'anormal du côté des organes du petit bassin.

Le 22, T. 39°,8. L'angine et le gonflement des poignets ont disparu, l'éruption n'est plus apparente que sur les membres, où elle conserve une intensité remarquable.

On aperçoit sur le cou et sur le thorax de petites écailles nacrées, juxtaposées les unes aux autres, sur l'abdomen les vésicules miliaires flétries ; sur les autres points du corps il n'y a pas encore de desquamation. Il ne reste qu'un peu de faiblesse respiratoire du côté droit, les urines ne contiennent plus d'albumine, la diarrhée s'est un peu modérée.

Le 24, T. 40°, 6. Desquamation abondante sur le ventre, formée de petites écailles confluentes, d'un blanc mat de 1 à 2 millimètres de largeur, sur les membres on n'en voit pas encore.

La diarrhée est de nouveau très abondante, la malade est plongée dans un état de prostration dont il est impossible de la tirer, elle n'a cependant pas de délire, la langue est sèche, fuligineuse et il n'y a plus de signes du côté de la plèvre.

Malgré la médication opiacée, malgré le bismuth à hautes doses administré en potion et en lavements, la diarrhée a persisté jusqu'à la mort.

Le 25, la malade a été prise de délire, de vomissements bilieux, de douleur et de ballonnement du ventre, de crampes avec refroidissement des extrémités. T. 41°.

Ces signes de péritonite suraiguë ont persisté jusqu'à la mort qui est survenue le 27 janvier.

Autopsie. — Il n'y a ni fausses membranes, ni adhérences péritonéales ; dans le cul-de-sac recto-vaginal, il y a environ 60 grammes de pus crémeux ; l'utérus est encore volumineux, la surface d'insertion du placenta est molle et tuméfiée, mais non purulente. Il n'y a pas trace de pus dans les trompes ni dans les sinus utérins qui sont très apparents à la coupe.

L'examen des autres organes ne révéle rien de particulier, sinon un peu de liquide citrin dans les plèvres et de la congestion des lobes inférieurs du poumon.

Nous trouvons dans la contagion la cause première de ces deux affections.

A la fin de décembre 1876, en effet, une femme entre à la Maternité de Cochin en qualité de nourrice avec un enfant de deux mois ; cet enfant contracte une éruption morbilleuse qui disparait en trois jours, à la suite de laquelle il a de la parotidite suppurée, de l'angine et une nouvelle éruption scarlatineuse. En même temps que l'enfant est atteint de cette deuxième éruption, la mère contracte une scarlatine franche avec angine et albuminurie pour laquelle on l'envoie avec son enfant à l'hopital Necker, le 6 janvier ; l'enfant y meurt le lendemain.

Cette malade avait séjourné quelques jours à l'infirmerie du pavillon d'accouchement, elle se trouvait dans une salle voisine de celle occupée par notre première malade, qui, atteinte alors de métro-péritonite, contracte la scarlatine le 9 janvier, trois jours après le transport de la nourrice à Necker.

Le 15 janvier, c'est-à-dire six jours après, notre deuxième malade, entrée au pavillon l'avant-veille, est prise également de scarlatine quarante-huit heures après son accouchement.

Elle n'était pas à l'infirmerie, par conséquent elle n'a pas pris le germe de sa maladie dans le milieu infecté par les deux malades précédentes ; mais on sait que les gens affectés au service de l'infirmerie circulent dans toutes les salles du pavillon, malgré la défense qui leur en est faite ; il n'est donc pas impossible qu'ils aient été, dans ce dernier cas, les agents de transmission.

Nos deux observations sont donc celles de scarlatines vraies, modifiées et aggravées par l'état puerpéral, mais qu'on ne saurait faire rentrer dans un autre cadre nosologique.

OBSERVATION XVI (Résumée) [1].

(Rédigée par Liebmann, Archives de gynécologie, Berlin, 1876.)

Scarlatine, à la suite des couches, contagion par un enfant. — Albuminurie, urémie. — Mort.

K... B..., 34 ans, couturière, célibataire, ordinairement bien portante (on ne sait pas si elle avait eu la scarlatine dans sa jeunesse), a, peu de jours avant son deuxième accouchement, soigné son enfant âgé de deux ans, qui avait eu la scarlatine.

Reçue en travail à la Maternité (de Trieste) elle accoucha facilement le 22 septembre 1874 d'un enfant à terme, en position du sommet. Les premiers jours des couches se passèrent sans troubles.

Le 25 septembre (4e jour des couches), frisson, fièvre.

Le 26, angine, fièvre.

Le 27, fièvre intense (41° centigr.). Éruption sur tout le corps.

Le 28, elle fut transférée dans mon service.

1. Tirée de la thèse du docteur Lesage, 1877 ; il en est de même des deux suivantes.

État actuel : pas de troubles intellectuels, langue framboisée, passable·
ment sèche, ulcérée sur les bords, toute la cavité buccale d'un rouge
intense, sur les amygdales plusieurs ulcérations grises. La face est rouge;
sur le tronc, particulièrement sur la poitrine et sur le ventre, un exanthème
caractéristique de la scarlatine.

Les seins sont gonflés par l'engorgement laiteux, le ventre mou, pas de
météorisme, l'utérus dur, mobile, pas sensible, dépasse de deux travers de
doigt le bord supérieur du pubis.

Lochies abondantes, sans fétidité; une petite ulcération à l'entrée du
vagin. — Urines normales, pas d'albumine. Constipation. Pouls 116,
T. 40°,5. Soir : P. 118, T. 40°,8.

Traitement : Gargarisme de chlorate de potasse, limonade. Injections
phéniquées vaginales. Enveloppements froids de 10 en 10 minutes.

Le 29, l'exanthème est plus pâle, la malade est agitée; alternatives de
somnolence et de délire.

Traitement : Quinine, 1, 50; Pouls 112, T. 41°. Soir : P. 120, T. 41°,2.

Le 30, violente diarrhée. Miction involontaire. Délire.

Traitement : Vin, Éther. Pouls 112, T. 40°. Soir : P. 118, T. 40°,8.

Le 1er octobre, l'exanthème a presque entièrement disparu. Diarrhée
très abondante. Selles et urines involontaires. Pouls, 118, T. 39°,1. Soir :
P. 104, T. 39°,4.

Le 2, plus de diarrhée. Pouls 96, T. 38°,3. Soir : P. 112, T. 38°,1.

Le 3, bien-être général. Pas d'albuminurie. Pouls 88, T. 38°,5. Soir :
P. 92, T. 57°,9.

Le 4 et le 5, même état, l'état fébrile reste le même.

Le 6, violente attaque d'éclampsie dans la nuit. Céphalalgie vive. Coma.
Traitement : Saignée, 500 grammes. Pouls 128, T. 40°,2.

Elle reste ainsi toute la journée du 6 et le lendemain le 7, dans un état
de torpeur alarmant. Pas de nouvelles attaques.

Peu d'urine dans la vessie, il y a de l'albuminurie.

Le 8, météorisme, douleur vive de l'abdomen. Pas de vomissements.
Albuminurie. Pouls 166, T. 39°,6. Soir : P. 120, T. 40°,2.

Le 9, Météorisme augmenté, sensibilité abdominale très vive, vomissements. Convulsions, strabisme. Eschare du sacrum. Pouls impossible à
compter. Temp. 39°.

Le 10, Collapsus. Divagations. Mort à midi (T. 40°,4).

Autopsie. Métro-péritonite. Néphrite double. Œdème des poumons et du
cerveau. Pleurésie séro-fibrineuse à droite. Rate en bouillie.

OBSERVATION XVII (Même auteur, résumée).

Scarlatine après l'accouchement. — Symptômes classiques. — Phlébite
utérine. — Mort au dixième jour.

F. T..., 22 ans, célibataire, domestique, accouche facilement pour la première fois le 3 janvier 1875 d'un enfant à terme, vivant, après avoir passé
le dernier mois de sa grossesse dans la Maternité, où, à ma connaissance,
il n'était survenu aucun cas de scarlatine. Le 4, survint de la fièvre, le 7,
se manifestèrent les symptômes de la scarlatine, d'une façon assez évidente
pour qu'elle fût transférée dans mon service.

Le 7 janvier, pas de troubles de la sensibilité, la langue est rouge, sèche,
les papilles très gonflées. La face est rouge; sur le tronc, exanthème scarlatineux bien marqué. Angine manifeste. Utérus sensible à la pression, bien
contracté. Le flux lochial était modérément établi. Déchirure du périnée.
Violente diarrhée; urines peu abondantes ; pas d'albumine.

Traitement : Quinine. Lotions froides. Vin. Injections vaginales phéniquées. Pouls 128, T. 39°,6. Soir : P. 136, T. 41°,2.

Le 8, Pouls 116, T. 40°4. Soir : P. 128, T. 41°,6.

Le 9, agitation pendant la nuit. Violent délire. Diarrhée moins abondante ; l'exanthème est encore très manifeste. Utérus gros, non revenu,
sensible à la pression. Pouls 112, T. 39°,9. Soir : P. 120, T. 40°,4.

Le 10, l'exanthème est bien plus pâle. Plus de diarrhée. Pouls 104,
T. 39°,2. Soir : P. 116, T. 39°,4.

Le 11, délire, insomnie. Pouls 100, T. 38°,8. Soir : P. 116, T. 39°,4.

Les 12 et 13, peu de changements, la température reste élevée.

Le 14, desquamation régulière. On ne s'explique pas la persistance de
la fièvre. Pouls 124, T. 39°,2. Soir : P. 128, T. 40°,3.

Le 16, insomnie, douleurs abdominales très vives, signes de péritonite,
météorisme. Pouls 140. T. 40°. Soir : P. 152, T. 40°,6.

Le 17, collapsus, cyanose, asphyxie. Mort à 11 heures (T. 40°,2).

Autopsie. Métro-péritonite. Phlébite utérine. Néphrite double. Rate hyper-
trophiée. Œdème du cerveau et des poumons. Lésions syphilitiques sur le
crâne, et au larynx.

OBSERVATION XVIII (Même auteur, résumée).

Scarlatine après l'accouchement. — Pas d'angine. — Miliaire. — Deuxième
éruption. — Desquamation furfuracée et par grands lambeaux. — Pas
d'albuminurie. — Guérison.

F. O..., célibataire, domestique, a eu étant enfant la rougeole, mais

jamais la scarlatine. Étant enceinte (pour la première fois), elle séjourna
45 jours dans la Maternité, où ne survint pendant ce temps aucun cas de
scarlatine. Avant son entrée à la Maternité, elle n'avait été en contact avec
aucun scarlatineux. Elle accoucha le 14 mars 1876, d'un enfant à terme,
vivant, en position du sommet. L'accouchement se passa normalement. Elle
n'allaita pas à cause de l'insuffisance de ses mamelons. Le 16, violente
fièvre qui persista le 17 (huile de ricin, quinine). A la fièvre s'ajoutèrent des
douleurs de reins et de la sensibilité du ventre, et en même temps un
exanthème se manifesta. Le jour suivant, elle fut transférée dans mon
service.

Le 18 mars, pas de troubles de la sensibilité. Expression du visage tran-
quille : la malade n'accuse aucune souffrance. Le visage est légèrement
rouge, la langue a une couleur grise, montrant de la rougeur sur ses bords ;
elle est humide et lisse. L'exanthème scarlatineux, très rouge, composé
d'une grande quantité de petits points rouges, couvre tout le tronc, mais
respecte les extrémités. Sur le ventre, la peau a un aspect particulier,
couverte qu'elle est de nombreuses rides à pigmentation très accentuée.
Le ventre mou : l'utérus remontant jusqu'au niveau de l'ombilic est un peu
sensible à la pression, mais se laisse encore palper, sans que cela éveille
de douleurs particulières. Les deux côtés de l'utérus sont très sensibles à
la pression surtout à droite : de ce même côté, la main rencontre une
grande résistance. Lochies un peu fétides. Ulcérations à l'entrée du vagin.
Matin : Pouls 112, T. 39°. Soir : P. 116, T. 40°,5.

Traitement : Quinine. Injections vaginales.

Le 19, diarrhée. Miction normale. Pas d'albumine. Langue chargée,
très rouge. L'exanthème a une teinte sombre. Les seins sont gorgés de
lait. Pouls 116, T. 39°,2. Soir : P. 116, T. 40°,2.

Le 20, diarrhée. Pas d'angine. L'exanthème persiste. Rien du côté de
l'utérus. Pouls 108, T. 39°,1. Soir : 104, T. 59°,9.

Le 21, l'exanthème est moins rouge ; il est survenu des vésicules miliaires
en grande abondance, aussi bien dans les parties couvertes par l'éruption,
qu'au cou, à la nuque, etc. Le ventre a par ce fait un aspect tout particulier.
Pouls 96, T. 38°,5. Soir : 112, T. 39°,5.

Le 22, pas de douleurs abdominales ; l'exanthème pâlit, et la miliaire
tourne en partie à la desquamation. Pouls 84, T. 38°,5. Soir : 84, T. 40°.

Le 25, légère diarrhée. L'utérus revient. Pouls 80, T. 38°,1. Soir : 96,
T. 58°,3.

Le 24, abondante desquamation furfuracée, comme dans la miliaire. Les
jours suivants, il n'y a rien de particulier, la fièvre tombe, la température
est revenue à la normale.

Le 5 avril, commencement de la desquamation analogue à la desquamation habituelle de la scarlatine : l'épiderme se détache, notamment à la

paume des mains, en grands lambeaux. Sur les autres endroits du corps, la desquamation est seulement indiquée. La fièvre reprend le soir, T. 39°,5.

Le 4, le tronc et particulièrement les seins et la face interne des bras sont recouverts d'un érythème présentant la rougeur de la scarlatine et constitué par un pointillé très serré. Élancements douloureux aux mêmes endroits. T. 38°,5. Soir : 39°,5.

Le 5, l'érythème persiste. La desquamation existe aux mains et aux pieds; au niveau des cuisses, elle est furfuracée. Rien du côté de l'utérus. T. 39°,1. Soir : 58°,8.

Le 6, l'exanthème a disparu. T. 57°, et le soir 58°. La convalescence commence, la malade quitte la Maternité le 24 avril seulement, pour attendre la cicatrisation des ulcérations du vagin.

OBSERVATION XIX.

(Tirée des Études de médecine clinique du professeur Lorain.)

Elle est ainsi intitulée : *Accouchement normal. — Miliaire puerpérale. — Douleurs rhumatismales. — Guérison*[1].

B..., veuve D..., âgée de 52 ans, accouchée le 4 juin, de son quatrième enfant, deux heures après son entrée à l'hôpital. Aucun accident jusqu'au 9 juin.

A la visite du matin, on trouve la malade avec une fièvre intense ; elle se plaint d'un *violent mal de gorge* et de douleurs de ventre, quelques nausées, céphalalgie très vive. Température rectale, 40°,2.

Le 10, la fièvre persiste, la malade présente sur le ventre et aux plis des aines, une *éruption d'un rouge vif*. Il en est de même sur la poitrine et les seins, mais surtout sur les vergetures du ventre. Céphalalgie, *angine*, douleur dans le bas-ventre, quelques efforts de vomissement.

L'enfant de la malade va bien, et pendant toute la durée de la maladie de la mère, il n'a pas présenté le moindre dérangement dans sa santé. Soir : T. 40°.

Le 11, sur le ventre de la mère, qui présente toujours la même coloration rouge, on voit apparaître des points de *miliaire*. A la face, la desquamation commence. La nuit, la malade a eu des vertiges, des envies de vomir ; elle accuse *des douleurs dans les membres*, elle a de la peine à sou-

1. Nous plaçons cette observation parmi celles qui ont trait à la scarlatine après l'accouchement, car la fièvre éruptive nous semble ici reproduite par ses principaux symptômes : fièvre vive, angine violente, éruption de coloration très rouge, miliaire, douleurs articulaires et endocardite légère, puis desquamation étendue à tout le corps.

lever son enfant. L'urine ne renferme pas d'albumine, elle a une apparence tout à fait normale. T. 39°,5.

Le 12, la fièvre persiste, la céphalalgie est moins vive, mais les douleurs des articulations du coude et de l'épaule droits sont plus fortes. Les articulations semblent un peu gonflées. Pas de sueurs ; la langue est *rouge et sèche* à la pointe.

Agitation nocturne. Douleurs assez vives à la pression dans les masses musculaires des cuisses et des mollets. Soir : T. 39°,2.

Le 13, la malade souffre beaucoup de l'épaule droite, du coude droit qui est gonflé, mais sans rougeur. Les petites articulations de la main droite sont tuméfiées, très douloureuses, un peu rouges. Les mouvements sont impossibles.

La rougeur de la peau est moins vive, moins diffuse et elle est remplacée par un pointillé blanc. La *desquamation* se fait sur le nez et le visage. Soir : T. 39°.

Le 14, épaule droite plus douloureuse. Pas d'albumine dans les urines, qui, examinées chaque jour, n'en ont jamais contenu. Soir : T. 58°.7.

Le 15, la malade se plaint de vertiges, d'étourdissements. *Léger prolongement du premier bruit à la base.* Depuis deux jours, sueurs plus abondantes. La rougeur a presque complètement disparu. La desquamation se fait sur le ventre, on trouve de grosses bulles. Soir : T. 38°,5.

Le 16, persistance des douleurs. Le bruit de souffle cardiaque n'a pas augmenté. Soir : T. 38°,4.

Le 17, desquamation presque complète. Plus de douleurs articulaires. La malade a rendu plus de deux litres d'urine. Soir : T. 57°,4.

Le 19, la desquamation est presque complète. La malade se plaint toujours d'avoir la vue trouble. Exeat. T. 57°,2.

Il faut noter que cette malade a eu, il y a deux ou trois ans, des douleurs rhumatismales dans l'épaule gauche qui l'ont obligée à garder le lit quatre ou cinq jours. Il n'y a pas d'antécédents rhumatismaux dans la famille. Elle n'a jamais été malade après ses autres accouchements. Elle a eu il y a huit ans des fièvres intermittentes, en Afrique, qui ont duré quatre ans. Enfin elle a eu une pneumonie il y a deux ans.

OBSERVATION XX.

(Recueillie par M. Huchard et tirée de la thèse de M. Collinot.)

Scarlatine consécutive à l'accouchement. — Endocardite. — Douleurs rhumatoïdes. — Guérison.

Isabelle V..., âgée de 22 ans, domestique, entre le 26 mars 1870, salle Sainte-Geneviève, n° 53, hôpital Lariboisière (service de M. Desnos).

Antécédents : la malade déclare qu'elle a eu à 13 ans 1/2 un rhumatisme

articulaire aigu, pour lequel elle fut obligée de garder longtemps le lit. Dans
son enfance, pas d'autre maladie, si ce n'est la rougeole. Sa mère a, dit-
elle, fréquemment des douleurs dans les jointures, mais elles ne l'ont jamais
forcée à garder le lit.

Primipare, elle est accouchée le 3 avril sans accident. Trois ou quatre
jours avant son accouchement elle a eu mal à la gorge.

Le 4 avril, angine plus accusée. Amygdales rouges, tuméfiées, toute
l'arrière-gorge est le siège d'une rougeur très accentuée. On constate sur
l'abdomen et aussi sur la poitrine une éruption qui présente tout à fait le
caractère scarlatineux avec pointillé très manifeste. Au dos l'éruption
n'existe pas. T. ax. 39°. P. 92.

Cataplasme sur le ventre; lavement au miel de mercuriale.

Le 5, T. 38°,6. P. 88.

A la visite du soir, la malade se plaint d'une douleur dans l'abdomen à
droite exaspérée par la toux, par les mouvements et surtout par une pression profonde. Le ventre est ballonné, résonnance tympanique. La rougeur
scarlatineuse a beaucoup pàli dans les points où elle avait été constatée. La
malade déclare alors que l'éruption avait apparu le matin même de l'accouchement. A l'auscultation des poumons on n'entend que quelques râles
dans la poitrine. Au cœur, on trouve à la pointe un bruit de souffle léger
au premier temps. Le timbre du souffle, l'absence des troubles fonctionnels
dépendant d'une affection cardiaque indiquent bien que nous avons affaire
ici à une maladie récente. Soir : T. 40°,1. P. 128.

Le 7, la langue est très rouge, dépouillée de son épithélium. Le fond de
la gorge est encore un peu rouge, les amygdales ont conservé leur volume
exagéré. Le ventre est moins douloureux. T. 38°,8. P. 90. Soir : T. 39°,2.
P. 124.

Le 8, la malade se plaint, à la visite du matin, de l'impossibilité de remuer
la main droite; la douleur est très vive quand on veut lui faire exécuter
quelques mouvements. Pas de tuméfaction.

Le 9, la douleur n'a pas diminué dans la main droite. Les mouvements du
bras déterminent aussi de la douleur dans le coude et l'épaule. Au cœur, le
souffle a diminué d'intensité. L'éruption scarlatineuse a complètement disparu. L'abdomen toujours tympanisé n'est presque plus douloureux. T. 38°.
P. 108. Soir : T. 38°,5. P. 108.

Le 10, T. 38°. P. 92. Soit : T. 38°,8. P. 104.

Le 11, la malade n'a plus ressenti que quelques légères douleurs dans le
coude et dans l'épaule, les mouvements de la main sont plus libres. *Desquamation* en plaques sur l'abdomen, les mains et la face.

Le 12, T. 37°. P. 88.

Le 19, la malade, complètement guérie, part pour le Vésinet. Au cœur,
le souffle qui a diminué d'intensité persiste encore.

OBSERVATION XXI.

(Tirée du mémoire de Dance, *Archives de médecine*, 1ʳᵉ série, t. XXIII. Elle y figure sous le titre d'observation XIV.)

Scarlatine après l'accouchement. — Ataxie. — Quatre saignées. — Guérison.

Une femme, âgée de 24 ans, accouche à terme de son premier enfant, le 7 mars 1825 à l'hospice de la Maternité.

L'accouchement est naturel. La mère ne nourrit point.

Au bout de cinq jours, elle quitte la Maternité, se trouvant assez bien ; mais de retour chez elle, elle est prise de courbature, de lassitude générale, de mal de gorge, et d'enrouement. Les lochies se supprimèrent. On applique 15 sangsues à la vulve.

Les jours suivants, la peau devient rouge, la malade éprouve un peu de délire ; enfin elle est reçue à l'Hôtel-Dieu le 13 dans l'état suivant :

Face colorée, parole brusque comme dans l'imminence du délire, mamelles à moitié flétries ; lochies presque nulles. Quelques restes de rougeurs sur la peau, manifestes surtout à la paroi inférieure du ventre ; langue d'un rouge de feu, mamelonnée à la pointe et demi-sèche ; soif, enrouement, douleur pendant la déglutition, fréquence du pouls.

Saignée : On retire 2 palettes de sang très couenneux. Pendant la nuit, agitation et délire qui nécessitent l'emploi de la chemise de force.

Le 16, moins d'agitation ; cependant les idées ne sont pas entièrement saines ; les rougeurs de la peau disparaissent, çà et là on aperçoit quelques traces de desquamation. Deuxième saignée.

Le soir, troisième saignée, motivée par le retour du délire, la fréquence et la dureté du pouls.

Le 17, amendement, cessation du délire, moins de fièvre, retour des lochies, persistance de la rougeur à la langue, gêne constante de la déglutition ; le soir, redoublement des accidents cérébraux, fièvre très vive.

Quatrième saignée. Dès ce jour, l'amélioration s'établit et devient progressive, cessation de la fièvre, la langue devient humide et perd de sa vive rougeur.

Le 21, desquamation furfuracée de l'épiderme du cou, du tronc, des membres ; plus tard, douleur à la plante des pieds, dont l'épiderme se décolle largement en forme de semelle.

Le 1ᵉʳ avril, convalescence et sortie de la malade, de l'hôpital ; à cette époque, l'épiderme de la plante des pieds n'était pas encore tombé, mais il n'y avait plus aucun accident.

OBSERVATION XXII (Inédite, résumée) .

(Recueillie et communiquée par le docteur Champetier de Ribes.)

Rougeole après l'accouchement. — Éruptions successives. — Guérison.

J..., 22 ans, entre le 3 mars 1878 à la Maternité, service de M. Tarnier, pavillon n° 8.

Grossesse normale, travail régulier, accouchement normal, le 3 mars; sommet O.I.G.P. Délivrance naturelle.

Le 6 mars, montée du lait.

Le 8, céphalalgie, la malade n'a pas dormi la nuit dernière, pas d'appétit, léger larmoiement. T. 38°6.

Le 9, mal de tête vif; les lochies sont fétides. T. 40°,3.

Le 10, diarrhée, moins de céphalalgie. T. 40°,5.

Même état jusqu'au 15, l'utérus revient sur lui-même et la température redescend à la normale. Le mal de tête est moins accentué, et la peau redevient fraîche.

Le 16, rétention d'urine, maux de tête, larmoiement, coryza, rien sur la peau. T. 38°4.

Le 17, peau chaude, l'utérus est revenu dans l'excavation, la miction est naturelle. T. 38°.

Le 18, même état. Matin : T. 38°. Soir : 40°.

Le 19, on remarque sur toute la surface du corps une éruption à caractères différents, à la figure, au tronc et aux membres.

A la face : l'éruption est confluente, elle occupe les joues, le front, le menton ; elle est constituée par des taches rouges formant une légère élevure appréciable au doigt ; elles sont irrégulières, tantôt rouges tantôt sombres, et présentent l'aspect rubéolique. Les yeux ne sont pas injectés, il n'y a pas de photophobie, pas de larmoiement.

Sur le tronc, notamment sur la poitrine, les taches en se réunissant forment des îlots irréguliers ressemblant absolument à ceux de la rougeole.

Sur le ventre : quelques grandes marbrures.

Au niveau des membres : taches arrondies, isolées, rouges et sombres, elles sont très rapprochées du rouge pur intense sur certaines parties, plus foncées et plus larges vers la racine des membres et surtout au niveau des plis de l'aine.

La malade tousse, mais il n'y a pas de râles dans la poitrine. Coliques intestinales. T. 38°,6. Soir : 39°,4.

Le soir, on constate sur les avant-bras de nouvelles taches d'un rose clair. Toux. Transpiration abondante.

Le 20, taches moins colorées à la face, plus foncées à la poitrine, plus nombreuses et plus sombres aux bras et aux jambes. Peau chaude, langue en bon état. Appétit nul. La toux persiste. Le soir, l'éruption semble s'éteindre. T. 38°. Soir : 39°,4.

Le 21, l'éruption est presque nulle à la face, à la poitrine, au dos, aux membres supérieurs, les taches sont très manifestes et plus abondantes aux membres inférieurs. La peau est chaude, la langue saburrale. Transpiration abondante. Toux (quelques râles dans les poumons). Desquamation furfuracée par places, sur le visage. T. 38°. Soir : 39°.

Le 22, l'éruption est disparue presque partout, même aux membres inférieurs ; la desquamation par petite poussière fine commence à se produire sur toute la partie supérieure du tronc.

Signes de bronchite. T. 39°.

Rien du côté du ventre. Un frisson léger dans la journée.

Le 23, l'éruption est entièrement disparue ; la desquamation commence sur les jambes. T. 39°.

Pas de modifications jusqu'au 28, la température revient à la normale.

Le 29, nouvelle éruption sur la poitrine, les taches sont du même aspect que dans la première éruption, pourtant un peu moins nombreuses et moins colorées.

Langue humide, transpiration.

Rien à la gorge, mais encore des râles sous-crépitants dans la poitrine.

Le soir, quelques taches sur la face. T. 39°.

Le 30, l'éruption s'étend et prend encore l'apparence rubéolique. Larmoiement et toux fréquente.

Le soir, elle augmente encore d'intensité, et gagne les membres supérieurs. T. 38°. Soir : 39°,4.

L'éruption est presque totalement nulle le 3 avril, et l'état général est amélioré. La desquamation se reproduit.

Le 6 avril, troisième éruption moins vive que les précédentes, sur la face, les bras et les jambes. Pas de larmoiement. T. 37°,4. Soir : 39°,6.

Elle disparaît le lendemain, et ne donne pas lieu à de la desquamation, la température s'abaisse de nouveau les jours suivants, et la bronchite double, après quelques jours d'acuité, passe définitivement à la résolution. La malade, guérie, part pour le Vésinet le 20 avril.

L'enfant n'a pas eu d'éruption semblable à celle de la mère, mais il est athrepsique et est envoyé aux Enfants-Assistés.

OBSERVATION XXIII (Résumée).

(Tirée de la thèse de M. Sieffermann, de Strasbourg.)

*Septicémie puerpérale. — Érythème. — Miliaire. — Mort. — Périmétrite,
métrite, péritonite.*

S... (Marguerite), de Hardenbourg (Bavière-Rhénane), servante à Gries-
heim, petite, de constitution délicate, tempérament lymphatique, n'a marché
qu'à 7 ans. Pendant sa jeunesse, ophthalmies. Entrée à la clinique le
19 octobre 1860 (service du professeur Stoltz), primipare.

Le 4 novembre, l'accouchement spontané et à terme ne pouvant avoir
lieu (rétrécissement considérable du bassin), après un essai d'accouchement
prématuré, sans succès, on fait la céphalotripsie ; l'opération fut terminée
par l'extraction avec le forceps ordinaire.

Une heure après que tout fut terminé, la malade revint à elle, ignorant
complètement qu'elle fût délivrée. Injections intra-utérines. Bouillon.

A neuf heures du soir, calme, pas de douleurs. Pouls 100.

Le 5, nuit bonne. Peau chaude, lèvres et langue sèches, pouls à 120.
Ventre météorisé, vessie considérablement distendue. Utérus incliné à
droite, fond au dessus de l'ombilic. Écoulement vaginal abondant, mais
séreux. Injections vaginales. Cathétérisme. Cataplasmes. Limonade tartrique.

Le 6, insomnie, chaleur brûlante. Pas de douleur spontanée dans le
ventre. Le matin, hébétude, visage pâle, langue sèche et rouge, comme
brûlée au centre. Chaleur considérable, pouls 120, assez développé, très
dépressible. Respiration fréquente (36) ; ventre ballonné, peu sensible à la
pression. Utérus encore gros. Selles involontaires.

Le 7, même état général. La diarrhée persiste. Point de lochies. Les seins
sont peu gonflés. Pas de frissons. Même traitement.

Le 8, diarrhée, fièvre le soir, animation, réponses nettes.

Le 9, douleurs dans les jambes, bourdonnements d'oreilles. Œdème et
plaques gangréneuses sur les grandes lèvres.

Vésicatoire sur le ventre. Injections chlorurées. Poudre de quinquina.
Potion avec extrait de quinquina 0,10 centig. Frictions mercurielles.

Le 12, même état. Somnolence. Eschares plus étendues des parties génitales. Ulcérations au-dessous. On supprime l'opium.

Pendant la journée, prostration, délire. Peau brûlante, pouls filiforme,
respiration rapide (56) ; réponses presque inintelligibles. Pas de douleurs.

Le 14, alternatives de somnolence et de subdélire. Ventre moins météorisé, couvert d'un *érythème rouge* qui s'étend aux cuisses et jusqu'aux

genoux. Eschares étendues des parties génitales fortement œdématiées. Excoriations du sacrum. Amaigrissement considérable. Selles involontaires.

Le 15, Collapsus général, physionomie exprimant la souffrance, yeux fermés, nez pulvérulent, bouche béante, sèche, fuligineuse ; respiration courte, précipitée, soubresauts des tendons; pouls accéléré, mais régulier. Ventre élevé, très douloureux au moindre attouchement.

Toute la surface du corps est couverte d'une *éruption miliaire*.

Mort à midi.

Autopsie. — A l'aspect extérieur du cadavre, on trouve une *éruption pointillée*, rouge, violacée, très abondante, et dans beaucoup d'endroits confluente, plus abondante sur le dos et à la face externe des mamelles. Au bras et au cou : papules pâles.

Quant aux lésions viscérales : Endométrite, péritonite.

BIBLIOGRAPHIE

Cet index ne comprendra que l'indication des travaux depuis la thèse de M. Guéniot, pour ceux qui lui sont antérieurs, consulter cette thèse.

GUÉNIOT, De la scarlatinoïde puerpérale, thèse Paris, 1862.

SIEFFERMANN, Épidémie de fièvre puerpérale, thèse Strasbourg, 1862.

ALMÉRAS, Des Rash, confondus avec les scarlatines, thèse Paris, 1862.

BROWN, British medical Journal, 1862.

DENHAM, Dublin quarterly Journal, 1862.

CHARPENTIER, Des accidents fébriles chez les nouvelles accouchées, thèse Paris, 1863.

HALAHAN, Quarterly Journal of med. Sc., 1863.

PROCEEDINGS of Edinburg obstetrical Society, in Edinburgh med. Journal, juin 1863.

JULES SIMON, Des maladies puerpérales, thèse agr., 1866.

C. PAUL, De l'antagonisme en pathologie et en thérapeutique, thèse agr., 1866.

MAC CLINTOCK, Dublin quarterly Journal of med. Sc., 1866.

HERVIEUX, Union médicale, 1867.

HALL CURTIS, Cases of scarlatina, Brit. med. Journal, 1867.

LEMAIRE, Scarlatine régulière, thèse Paris, 1867.

VERNEUIL, Éruptions septicémiques, Gazette hebdomadaire, 1868.

KOCH, Diss. Giessen, 1868.

THIERRY, Epidémie de fièvre puerpérale, thèse Paris, 1868.

ROQUE, Fièvre puerpérale, thèse Paris, 1868.

LASÈGUE, Traité des angines, 1868.

PRIOR, Contribution à l'histoire de la scarlatine, The Lancet, 1869.

DUPREY, Diagnostic de la scarlatine et des éruptions scarlatiniformes, thèse Strasbourg, 1869.

DUFAY, Épidémie de scarlatine à Londres, Union médicale, 1869.

Eug. MARTIN, Épidémie de fièvre puerpérale, thèse Paris, 1869.

HERVIEUX, Traité des maladies puerpérales, 1870.

BESNIER, Bulletins de la Société médicale des hôpitaux, 1870.

DECHAMBRE, Des fausses scarlatines, Gazette hebdomadaire, 1870.

Larcher, Histoire de la scarlatine, Union médicale, 1870.

Mac Swiney, Report of cases of scarlatina, Dublin quart. Journal, 1870.

Braxton-Hirks, Transaction of the obst. Soc. of. London, 1871.

Vogel, Traité des maladies de l'enfance, 1872.

Cornillon, Des accidents des plaies pendant la grossesse et l'état puerpéral, thèse Paris, 1872.

Quinquaud, Essai sur le puerpérisme infectieux, thèse Paris, 1872.

Le Bobinnec, Fièvre puerpérale dans ses rapports avec l'érysipèle, thèse Paris, 1872.

Billet, Fièvre puerpérale, et réforme des Maternités, thèse Paris, 1872.

D'Espine, Septicémie puerpérale, Archives de médecine, 1872.

Schwarz, Récidives de scarlatine, Vierteljahresschrift, 1872.

Collinot, Des complications cardiaques dans les exanthèmes, thèse Paris, 1875.

Treadwell, Boston med. and surg. Journal, 1873.

Blain, Des éliminations critiques dans les affections puerpérales, thèse Paris, 1873.

Bouhon, Fièvre traumatique des nouvelles accouchées, thèse Paris, 1873.

Thomas, Scarlatine puerpérale, Zemmsen, 1873.

Derrecaragaix, Érythème scarlatiniforme rhumatismal, thèse Paris, 1874.

Simpson, Clinique obstétricale et gynécologique, 1874.

Picaud, Éruptions cutanées consécutives aux lésions traumatiques, thèse Paris, 1875.

Brissot, Épidémie de scarlatine, thèse Paris, 1875.

Société obstétricale de Londres, Discussion sur les rapports existant entre les fièvres puerpérales d'une part et les maladies infectieuses et la pyohémie de l'autre : Spencer-Wells, Leisman, Newmann, Richardson, Braxton-Hirks, Hutchinson, 1875.

Liedmann, Archives de gynécologie, Berlin, 1876.

Tremblay Jules, Érythème desquamatif scarlatiniforme, thèse Paris, 1876.

Tremblez, Éruptions survenant dans le cours des affections chirurgicales, thèse Paris, 1876.

Cousset, Éruptions cutanées dans les maladies chirurgicales, thèse Paris, 1876.

Miller, Obstr. Journal, n° 37, 1876.

Stoicesco, Du frisson pendant l'état puerpéral, thèse Paris, 1876.

Puech, Scarlatine puerpérale, Annales de gynécologie, 1876.

Grimshaw, Dublin journal of med. Sc., 1876.

Wallenberg, Archives de dermatologie et syphiliographie, 1876.

Priestley, Fièvre puerpérale, Brit. med. Journal, 1876.

Viollet, Fièvre puerpérale à Saint-Antoine, thèse Paris, 1876.

Sutherland, Cas de scarlatine puerpérale, Ed. med. Journal, nov. 1876.

Rodman, Medical Record, New-York, 1876.

Colard, Érythème scarlatinoïde généralisé, thèse Paris, 1877.

Bodé, Septicémie puerpérale, thèse Paris, 1877.

OLSHAUSEN, Analysé par Porak, Revue d'Itayem, 1877.

PAGET, Leçons cliniques, 1877.

LESAGE, Scarlatine des femmes en couches, thèse Paris, 1877.

BEZ, Contemporanéité des fièvres éruptives, thèse Paris, 1877.

BUSSY, Exanthème scarlatiniforme, thèse Paris, 1877.

AULAS, Éruptions septicémiques, thèse Paris, 1878.

VRAIN, Exanthèmes provoqués par les grossesses, thèse Paris, 1878.

DRUMEZ, Formes similaires ou atténuées de quelques fièvres éruptives, thèse Paris, 1878.

TRÉLAT. Progrès médical, 1878.

KOERNER, Récidives de scarlatine, Vierteljahresschrift, 1878.

HENBRUNNER, id. id. 1878.

DESCHAMPS, Des éruptions médicamenteuses, thèse Paris, 1878.

CHEVANCE, Des accidents puerpéraux à Beaujon, thèse Paris, 1878.

DUNOYER, Influence des maladies intercurrentes sur les traumatismes, thèse Paris, 1879.

KAPOSI, Scarlatine puerpérale, Hautkrankheiten, 1879.

CHEADLE, Parallèle des rash et de la scarlatine, Brit. med. Journal, 1879.

MAC RAILD[1], Scarlatine dans l'état puerpéral, Edinb. med. Journal, 1879.

LUCAS-CHAMPIONNIÈRE, Journal de médecine et de chir. pratiques, 1879.

FFOLLIOT, Septicémie et scarlatine, Brit. med. Journal, 1879.

RAYMOND, De la puerpéralité, th. agr., 1880.

DOLÉRIS, De la fièvre puerpérale, thèse Paris, 1880.

PERRET, De la septicémie, thèse agr., 1880.

SANNÉ, Art. Scarlatine, Dict. Dechambre, 1880.

MAYOR, Des néphrites chez les femmes en couches, thèse Paris, 1880.

---

1. Nous n'avons pu nous procurer cet article dans les bibliothèques.

5256. — Imprimerie A. Lahure, rue de Fleurus, 9, à Paris.

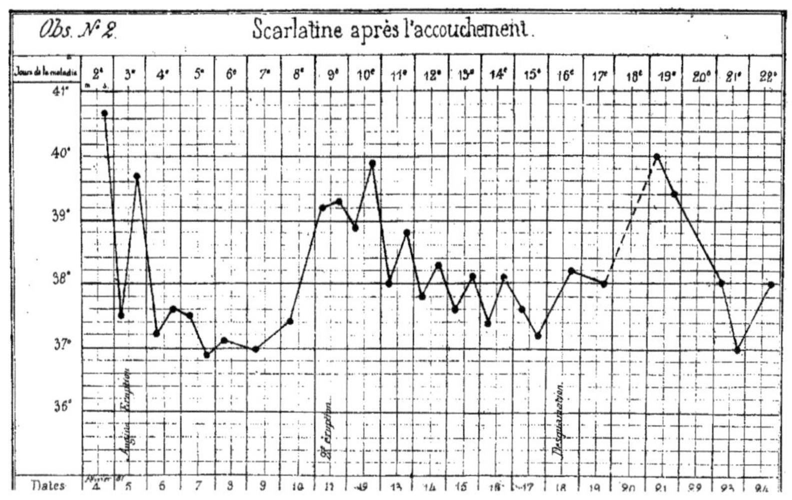

Obs. N.º 2.
Scarlatine après l'accouchement.
Jours de la maladie
2ᵉ 3ᵉ 4ᵉ 5ᵉ 6ᵉ 7ᵉ 8ᵉ 9ᵉ 10ᵉ 11ᵉ 12ᵉ 13ᵉ 14ᵉ 15ᵉ 16ᵉ 17ᵉ 18ᵉ 19ᵉ 20ᵉ 21ᵉ 22ᵉ
41°
40°
39°
38°
37°
36°
Invasion. Éruption.
2ᵉ éruption.
Desquamation.
Dates
4 5 6 7 8 9 10 11 12 13 14 15 16 17 18 19 20 21 22 23 24

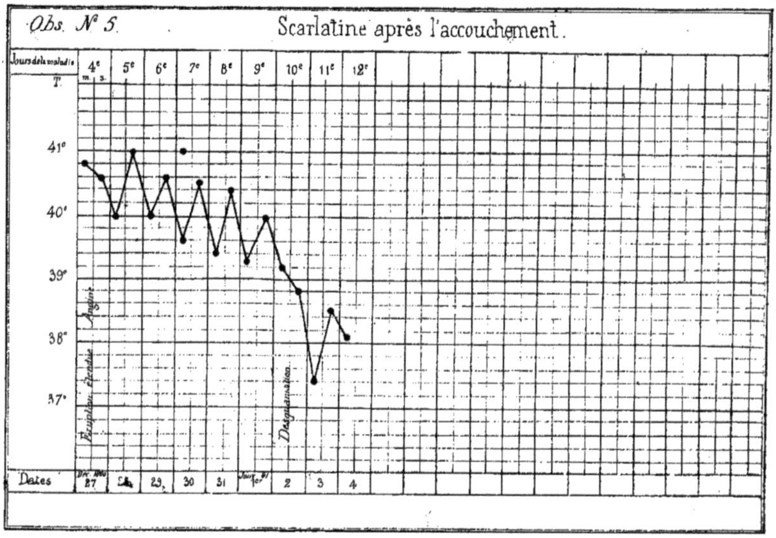

Obs. N.º 5.
Scarlatine après l'accouchement.
Jours de la maladie
T.
4.º m. s.
5.º
6.º
7.º
8.º
9.º
10.º
11.º
12.º
41°
40°
39°
38°
37°
Angine
Eruption étendue
Desquamation
Dates
Déc. 1862 27
28
29
30
31
Janv. 1863 1.er
2
3
4

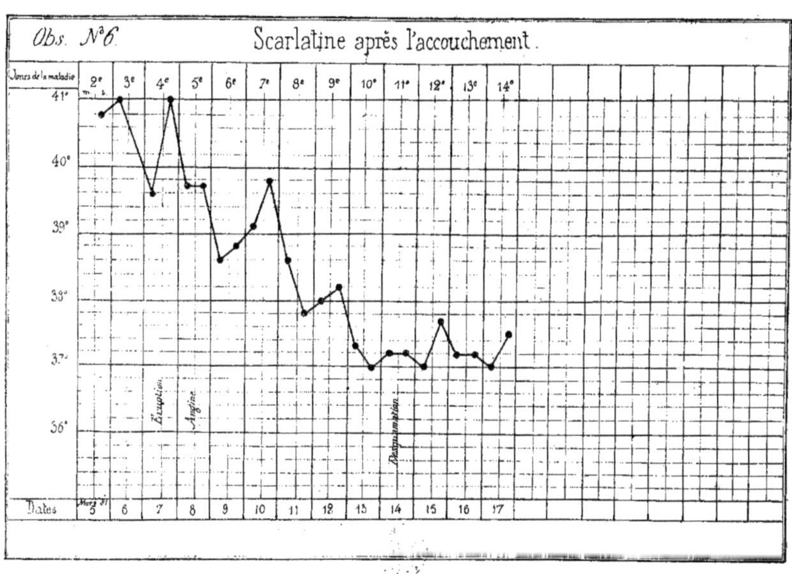

Obs. N° 6.
Scarlatine après l'accouchement.
Jours de la maladie
2e 3e 4e 5e 6e 7e 8e 9e 10e 11e 12e 13e 14e
41°
40°
39°
38°
37°
36°
Éruption
Angine
Desquamation
Dates
Mars 31
5 6 7 8 9 10 11 12 13 14 15 16 17

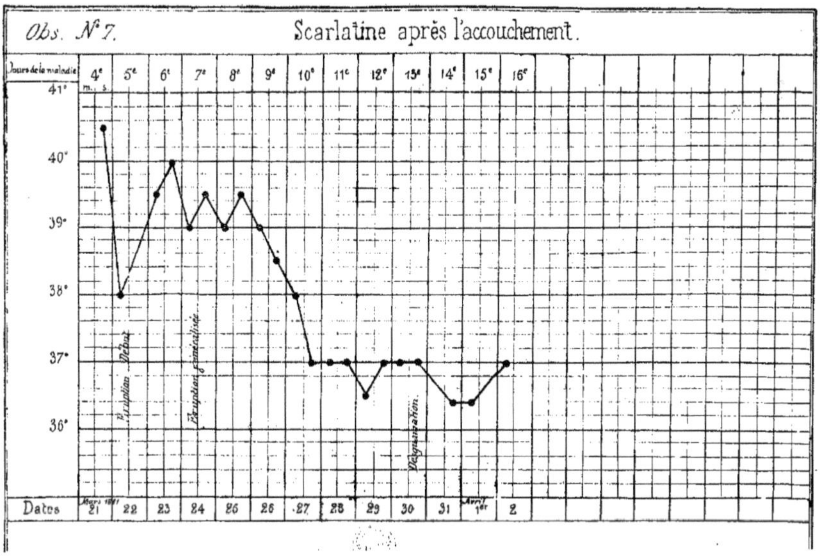

Obs. N° 7.
Scarlatine après l'accouchement.
Jours de la maladie
4e 5e 6e 7e 8e 9e 10e 11e 12e 13e 14e 15e 16e
41°
40°
39°
38°
37°
36°
Éruption Début
Éruption généralisée
Desquamation.
Dates
Mars 1841 21 22 23 24 25 26 27 28 29 30 31 Avril 1er 2

Obs. N° 8
Scarlatine après l'accouchement.
Jours de la maladie
T
2e
3e
4e
5e
6e
7e
8e
41°
40°
39°
38°
37°
Angine
Début de l'éruption
L'éruption pâlit
Dates
Mars 28
29
30
31
Avril 1er
2
3

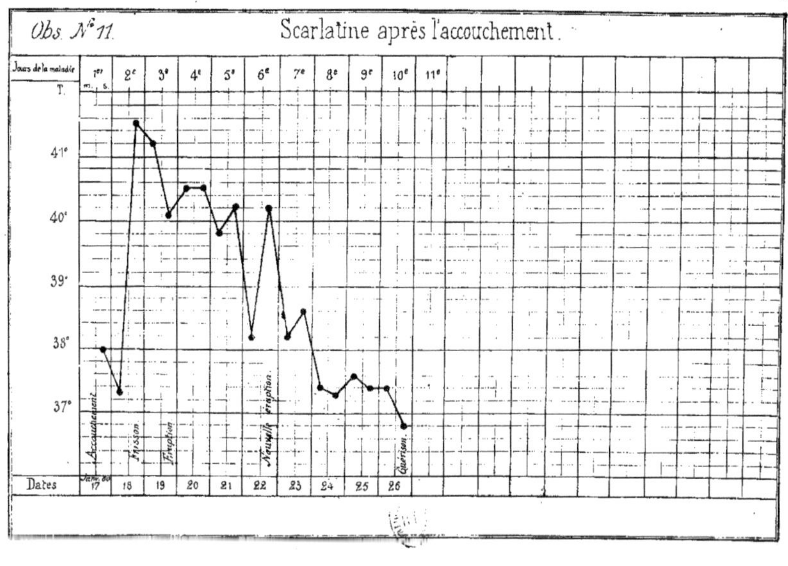

Obs. N° 11.
Scarlatine après l'accouchement.
Jours de la maladie
T.
1er
2e
3e
4e
5e
6e
7e
8e
9e
10e
11e
41°
40°
39°
38°
37°
Accouchement
Frisson
Éruption
Nouvelle éruption
Guérison
Dates
Janv. 80
17
18
19
20
21
22
23
24
25
26

Publications de la Librairie Adrien DELAHAYE et Émile LECROSNIER, éditeurs

Traité de pathologie interne, par S. Jaccoud, professeur à la Faculté de médecine de Paris, médecin de l'hôpital Lariboisière. 6ᵉ édition revue et augmentée. 2 vol. in-8 avec 57 pl. en chromolithographie. 1879.............. 32 fr.
    Cartonné.. 34 fr. 50
Leçons de clinique médicale faites à l'hôpital de la Charité par le professeur S. Jaccoud, 1 vol. in-8 de 878 pages avec 29 figures et 11 planches en chromolithographie. 3ᵉ édition, 1874........................ 15 fr.
    Cartonné.. 16 fr.
Leçons de clinique médicale faites à l'hôpital Lariboisière par le professeur S. Jaccoud. 3ᵉ édition. 1 vol. in-8 accompagné de 10 planches en chromolithographie. 1881.................................. 15 fr.
    Cartonné.. 16 fr.
Traité clinique et pratique de la phthisie pulmonaire et des maladies tuberculeuses des divers organes, par H. Lebert, ancien professeur de clinique médicale à Zurich et à Breslau, etc. 1 vol. in-8. 1879................ 13 fr.
Leçons cliniques sur les formes et le traitement de la phthisie pulmonaire, par le Dr Fernand, médecin de l'hôpital Laënnec, etc. 1 vol. in-8. 1880.. 6 fr.
Etudes cliniques sur l'hystéro-épilepsie ou grande hystérie, par le Dr Paul Richer, ancien interne lauréat des hôpitaux de Paris, etc. Précédé d'une lettre-préface de M. le professeur J. M. Charcot, 1 vol. in-8 avec 105 figures intercalées dans le texte, et 9 gravures à l'eau forte. 1881............... 19 fr.
    Cartonné.. 20 fr.
Des dyspepsies gastro-intestinales. Clinique physiologique par G. Sée, professeur à la Faculté de médecine de Paris, etc. 1 vol. in-8. 1881. 10 fr.
    Cartonné.. 11 fr.
Traité de thérapeutique appliquée, basé sur les indications, suivi d'un précis de thérapeutique et de posologie infantiles, et de notions de pharmacologie usuelle sur les médicaments signalés dans le cours de l'ouvrage, par J. B. Fonssagrives, professeur de thérapeuthique et de matière médicale à la Faculté de médecine de Montpellier, etc. 2 vol. in-8................... 24 fr.
Traité de pharmacie galénique, par E. Bourgoin, professeur à l'École supérieure de pharmacie de Paris, etc. 1 vol. in-8 avec 89 figures intercalées dans le texte .... 16 fr.
    Cartonné.. 17 fr.
Traité pratique des maladies du système nerveux, par J. Grasset, professeur agrégé à la Faculté de médecine de Montpellier, etc. 2ᵉ édition revue et augmentée. 1 fort vol. in-8 avec 35 figures dans le texte et 10 planches dont 6 en chromolithographie .... 25 fr.
Eléments de pathologie exotique. 1º Maladies infectieuses. 2º Maladies des organes et des appareils. 3º Animaux et végétaux nuisibles, par M. Nielly, professeur d'hygiène et de pathologie exotique à l'Ecole de médecine navale de Brest, etc. 1 vol. in-18 avec 29 figures dans le texte............ . 10 fr.
Conférences thérapeutiques et cliniques sur les maladies des enfants, par J. Simon, médecin de l'hôpital des Enfants malades, etc. 1 vol. in-8 7 fr.
De l'oreille. Anatomie normale et comparée, embryologie, développement, physiologie, pathologie, hygiène, pathogénie et traitement de la surdité, par le Dr Gellé 1 vol. in-8 avec figures dans le texte. 5 fr.
Leçons de thérapeutique, faites à la Faculté de médecine de Paris, par A. Gubler, professeur à la Faculté de médecine de Paris, etc., recueillies et publiées par le docteur Leblanc. 2ᵉ édition. 1 vol. in-8. 1880............... 10 fr.
Traité des maladies de l'estomac par le Dr Leven, médecin en chef de l'hôpital Rothschild, etc. 1 vol. in-8............................ 7 fr.
Guide élémentaire du médecin praticien, par le docteur Bechholtz, 1 vol. in-18...................................... 3 fr.

5256. — Imprimerie A. Lahure, 9, rue de Fleurus, Paris.

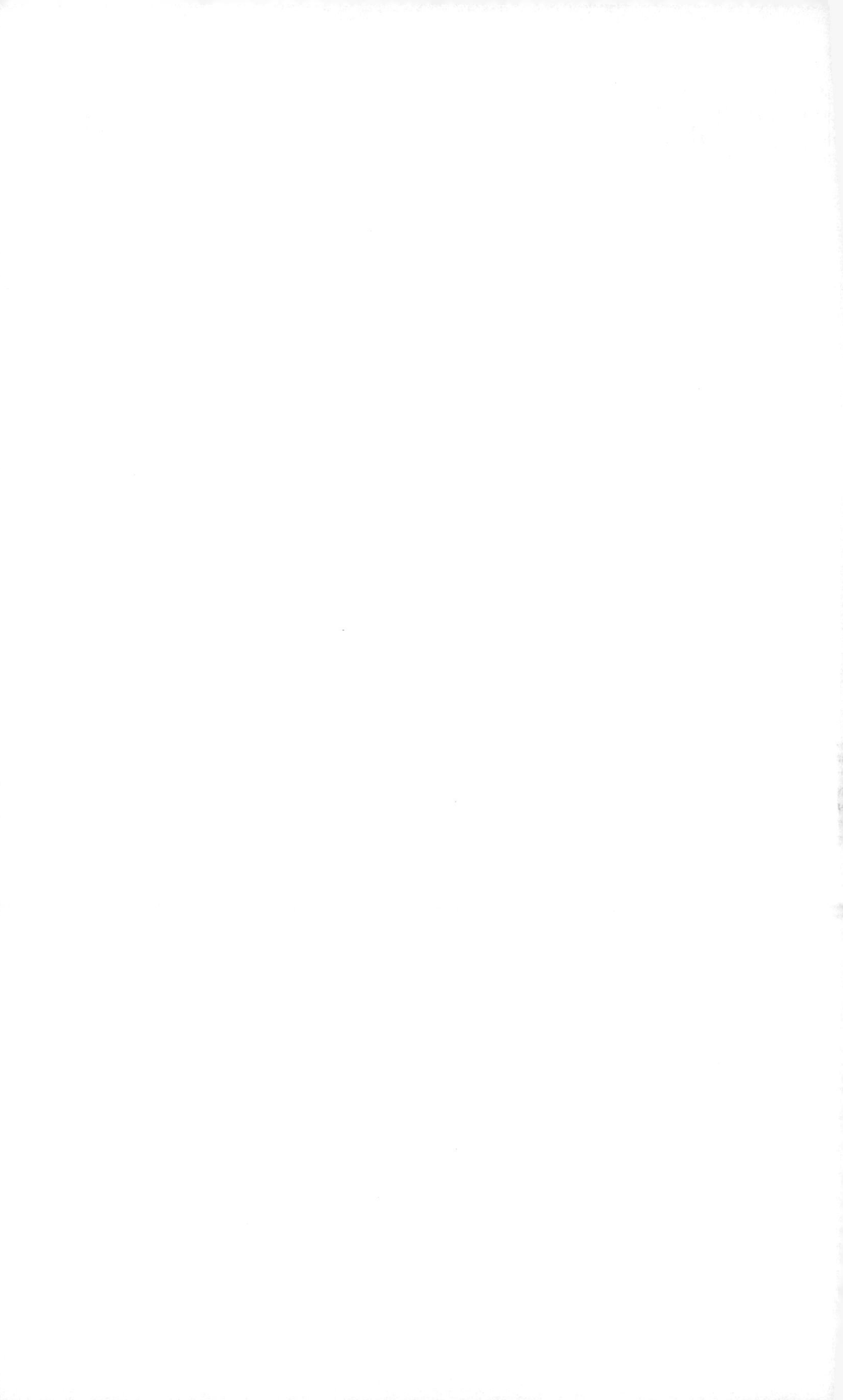